DE LA

GANGRÈNE

PAR CONGÉLATION

DE LA

GANGRÈNE

PAR CONGÉLATION,

ET DES AVANTAGES DE LA TEMPORISATION DANS LES AMPUTATIONS QU'ELLE NÉCESSITE

PAR LE D.^r AD. LADUREAU

Chirurgien-Aide-Major au 19ᵉ Léger

EX-CHIRURGIEN EN CHEF PAR INTÉRIM DE L'HÔPITAL MILITAIRE DE SÉTIF

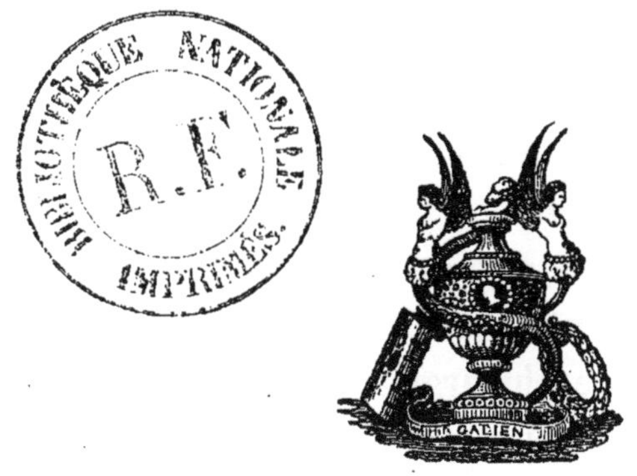

Lille,

IMPRIMERIE DE VANACKERE, LIBRAIRE.

1848

AUX CHIRURGIENS MILITAIRES.

En essayant d'exposer ce que la gangrène par congélation m'a présenté de remarquable et d'offrir à mes collègues les résultats d'une expérience acquise au milieu de circonstances désastreuses, je n'ai pas la prétention de faire événement dans le monde chirurgical, ni de produire une œuvre d'actualité. Au milieu de la préoccupation générale des esprits, et d'événements qui changent la face de l'Europe, à peine puis-je compter sur l'attention de quelques esprits studieux et observateurs. Aussi le seul succès que j'espère est un succès d'utilité ; je serai satisfait, si j'ai pu apporter quelques matériaux au pénible édifice de la science médico-chirurgicale. Loin du centre où s'est accompli la plus grandiose révolution des temps modernes, je ne puis offrir que cette modeste contribution au bien public et au bonheur de l'humanité.

Qu'on me permette un regard en arrière sur les faits qui m'ont valu cette expérience.

Presque à la même époque et aux confins opposés de l'Algérie , deux événements terribles venaient couvrir de deuil la France et sa colonie : Sidi-Brahim et le Bou-Thaleb sont les deux pages les plus sinistres de notre conquête depuis la retraite si déplorable, mais heureusement rache- chetée depuis, opérée devant Constantine par des princes français. Mais je ne viens pas ici raviver de pénibles senti- ments et des douleurs de famille ; c'est au monde médical que je m'adresse, c'est à ceux de mes jeunes confrères qui , comme moi, peuvent être appelés à fermer les plaies de ces grandes calamités, que je viens conter les premières perplexités de mon inexpérience, et donner les résultats et les enseignements acquis dans l'accomplissement des devoirs les plus pénibles.

Chirurgien aide-major au 19.ᵉ léger, j'avais reçu, le 6 Décembre 1845, l'ordre du chef de la subdivision de pren- dre, par intérim, les fonctions de chirurgien en chef de l'hôpital militaire de Sétif , en l'absence du titulaire, quand arriva le désastre qui fit entrer 600 blessés dans nos salles ; toute la volonté et la force d'un seul homme ne pouvant suffire à soulager tant de malheureux, j'acceptai l'assistance officieuse de mon collègue de l'ambulance qui voulut bien se charger de traiter, dans un local annexé, les blessés qui ne purent trouver place dans les salles inachevées de l'hô- pital. Il en fut ainsi jusqu'au 19 mars 1846, où je rentrai au corps, qui réclamait ma présence pour entrer en cam- pagne, et où mon collègue reçut définitivement l'ordre du chef de la division de verser ce qui ui restait de malades dans mon service et d'en prendre la direction.

Je donne ces détails pour ceux qui s'étonneraient du titre que j'ai cru pouvoir prendre en tête de cette brochure. On comprendra que j'ai dû trouver un motif puissant de circonspection qui a retenu ma plume, dans le compte rendu que mon collègue a publié de ses travaux. Sachant, comme la plupart de mes collègues d'Afrique, à quelle collaboration cet ouvrage devait le jour, craignant qu'on n'attribuât à des froissements personnels, à l'application que j'avais subie du *sic vos non vobis*, la contradiction que je devais émettre de quelques-unes des idées éditées par M. Schrimpton et dont pourtant l'application me paraissait dangereuse, j'ai voulu attendre que les positions eussent changé, et que je n'eusse plus à craindre de porter atteinte à aucun intérêt.

Un second motif m'a fait encore attendre ; je veux parler des fatigues incessantes et des nombreux incidents de ma vie de campagne, qui ne m'avaient pas encore permis ce recueillement nécessaire pour rassembler des notes nombreuses et éparses, les coordonner et les résumer, pour tirer des faits des déductions profitables à la science et au soulagement de l'humanité.

Mais, aujourd'hui, je serais coupable de laisser subsister des principes dangereux qui, récemment encore, ont reçu une approbation implicite, par la voix d'un de nos jeunes et savants professeurs, au milieu d'une réunion solennelle de jeunes chirurgiens partant pour la terre d'Afrique, où de nouveaux cas de congélation se présentent chaque hiver, où la province d'Alger vient encore, il y a peu de temps, d'éprouver, dans les malheurs d'un détachement, une réminiscence du drame lugubre du Bou–Thaleb.

J'obéis donc à la voix du devoir, sans m'en dissimuler les difficultés. Si je n'avais été arraché à mes travaux par la vie des camps, j'aurais pu offrir un travail plus complet et mieux coordonné. Mais, comme je ne veux que raconter ce que j'ai vu, dire ce que l'expérience m'a appris sur les congélations, je compte sur l'indulgence de mes confrères pour excuser les défectuosités de l'œuvre, par l'intention qui a dirigé ma plume.

Gigelly, le 4 mars 1848.

Ad. Ladureau.

DE LA

GANGRÈNE

PAR CONGÉLATION,

ET DES AVANTAGES DE LA TEMPORISATION DANS LES AMPUTATIONS
QU'ELLE NÉCESSITE.

I. Des circonstances qui amenèrent la congélation.

Elles n'arrivent heureusement qu'à de longs intervalles, ces catastrophes terribles, où la nature semble réunir toutes ses forces destructives contre des masses d'hommes que l'intérêt où la gloire de la patrie, les hasards où les calamités de la guerre livrent passagèrement à ses coups.

Depuis la désastreuse campagne de Russie, dont les souvenirs de deuil sont écrits en caractères sanglants, dans les fastes de l'histoire, nul corps d'armée n'avait eu à supporter, avec autant de rigueur et d'une manière aussi funeste, les mortelles atteintes du froid que celui du général Levasseur, dans la province de Constantine.

C'était dans les premiers jours de janvier 1846, à quinze lieues de Sétif, dans les montagnes du Bou-Thaleb. Le soleil ardent, comme il l'est encore dans ce pays, même au cœur de l'hiver., s'était tout-à-coup voilé d'un épais linceul grisâtre dont s'échappaient de légers flocons blancs, qui tombèrent bientôt épais et compacts, poussés par un vent violent de Nord.

Cependant la température n'était pas descendue au-dessous de zéro, et, quoique la neige s'accumulât sur le sol à plusieurs pieds, c'était de la neige fondante qui impreignait les souliers de son humidité glacée. Le vent fouettait la face et les mains et arrêtait la circulation loin du centre impulsif ; les yeux étaient éblouis et la vue interceptée par l'épaisseur des masses de neige tombante.

Il avait fallu lever précipitamment le camp et se diriger au hasard sur Sétif, en abandonnant sur le chemin les bagages et les vivres qui ne pouvaient suivre, pour fuir une destruction complète. Puis la colonne débandée dans les passages difficiles, ne put se reconstituer entièrement ; les groupes séparés se cherchaient en vain ; les hommes, arrêtés un instant, ne retrouvaient plus les traces de leurs camarades, aussitôt effacées qu'imprimées sous leurs pas.

La nuit vint et l'on fit arrêter, sans abri, sans nourriture ; on attendit longtemps, dans l'espoir de se rallier ; mais, malgré le mouvement perpétuel du corps auquel chacun s'efforçait de se livrer, l'action hyposthénisante du froid figeant le sang dans ses canaux, amena chez la plupart cette faiblesse insurmontable, cette sorte de somnolence invincible qui n'est que le prélude de la mort ; et bientôt, des groupes d'hommes rapprochés pour se garantir mutuellement, s'affaissèrent, et beaucoup d'entr'eux ne purent se relever, au signal du départ.

Après toute une journée de marche aventureuse et pénible, épuisés par la fatigue, le froid et la faim, les plus heureux aperçoivent vers la fin du jour un secours et une espérance, aux abords de Sétif. Nul corps d'armée n'arrive ; des groupes séparés, des militaires isolés parviennent successivement et succombent vers les premières maisons, en perdant, à l'aspect du refuge, ce reste d'énergie qui les avait soutenus jusqu'alors.

Les colons et la garnison vont partout au-devant de ces malheureux ; c'est à qui leur offrira le premier soulagement. La ville n'est plus qu'une vaste infirmerie où des aliments réparateurs raniment les forces, où le feu de l'âtre, si plein d'attrait pour des malheureux gelés, tout en produisant d'abord les sensations les plus agréables et les plus trompeuses, arrête fatalement la mort aux appendices éloignés qu'on y expose le plus.

Plusieurs centaines d'hommes sont apportés à l'hôpital, dans un état d'asphyxie plus ou moins avancé, beaucoup dans un état de mort apparente ; les autres y arrivent en trébuchant, comme s'ils étaient ivres. Pendant plusieurs jours, les voitures, mises en réquisition, vont chercher les malheureux engloutis sous la neige ou réfugiés sous les tentes arabes. Six cents blessés sont à l'hôpital, et les casernes sont transformées en infirmeries. Deux cents cadavres reçoivent la sépulture aux lieux mêmes où la vie les a quittés.

Tel est le tableau rapide de cette catastrophe, qui a produit chez un grand nombre de militaires ces congélations que j'ai pu observer dans toutes leurs périodes, pendant près de trois mois, alors que j'étais chargé en chef du service de chirurgie de l'hôpital militaire de Sétif.

II. Coup-d'œil sur les congélations. — Leurs causes.

A mesure que les hommes hyposthénisés par le froid entraient dans les salles de chirurgie, des frictions leur étaient faites avec la neige sur les extrémités et les parties du corps privées de sensibilité et de mouvement ; des potages, du pain et du vin étaient distribués à tous ceux qui, avec le sentiment, avaient conservé l'appétit et quelque force pour digérer. Puis, enveloppés de couvertures, ces malheureux trouvaient, sur des paillasses où des matelas étendus de tous côtés, l'oubli de leurs souffrances, dans un sommeil réparateur.

Quant à ceux qui furent apportés dans un état complet d'asphyxie, de léthargie voisine de la mort, on les frictionna longtemps avec la neige, puis avec de l'eau tiède, et on les enveloppa de couvertures. L'encombrement ne permettait pas de pousser les premiers soins, aussi loin qu'il eût été désirable, mais rien de ce qui put être fait ne fut négligé.

Chez ceux dont la circulation n'était pas complétement enrayée, la respiration abolie, on parvint à provoquer une réaction salutaire. Mais ce fut en vain que chez les autres on tenta de ranimer le mouvement de la vie.

Un seul congelé, abandonné dans son lit après de vains efforts, fut retrouvé le lendemain dans le même état de coma que la veille.

Les imperceptibles battements de son cœur laissaient une lueur d'espérance et permirent à l'art de renouveler ses efforts pour ranimer cette nature expirante.

Les yeux étaient fixes comme ceux d'un cadavre que la mort a surpris dans la plénitude de l'action de la vie, mais ternes et comme voilés ; toute la surface cutanée était livide et froide, le corps raide et partout insensible.

On fit des frictions fréquemment renouvelées avec des spiritueux aromatiques, puis avec de la flanelle et de l'huile camphrée. On appliqua de larges cataplasmes sur l'abdomen, on introduisit dans l'estomac des boissons diaphorétiques et un peu de vin de cannelle, et j'eus la joie, après quelques jours, de voir ce souffle de vie, que j'avais retenu, s'enfler et se répandre dans tous les tissus en y ranimant l'action organique.

Une réaction lente et faible s'opéra : la respiration devint de plus en plus sensible; le sang reprit son cours jusque dans les réseaux capillaires et, révivifié par l'hématose, ramena la chaleur à la superficie, la sensibilité aux nerfs, la perception au cerveau.

Les fonctions reprirent leur activité, l'estomac put digérer les potages et permit au vin de quinquina de faciliter le réveil de la tonicité.

En même temps le sang coagulé dans les capillaires fut dissous et résorbé. Mais, comme dans les contusions, la matière colorante resta la dernière dans les tissus et la cyanose générale fut remplacée par une coloration ictérique qui persista très-longtemps.

L'asphyxie avait été si complète, la stase du sang si générale, que toute la surface extérieure avait cette teinte ictérique et que l'aspect seul des sclérotiques aurait porté l'esprit vers la recherche des maladies hépatiques, chez celui qui, pour la première fois, aurait vu ce malade, sans connaître l'histoire de ses souffrances.

La convalescence fut longue et entravée par quelques légers accidents qu'il fallut réprimer ; mais, en dernier résultat, ce militaire qui avait été atteint d'une congélation générale au plus haut degré, en fut quitte pour quelques lambeaux escharifiés des extrémités inférieures.

Chez la généralité de nos malades, les effets de la congélation générale se concentrèrent aux extrémités ; il fallut leur disputer le terrain en favorisant la réaction par tous les moyens possibles, en donnant des aliments réparateurs et des toniques généreux qui firent disparaître l'anémie et reculèrent chaque jour les limites de la mortification.

Quant aux militaires qui n'arrivèrent pas le premier jour et furent ramenés des douairs où ils s'étaient réfugiés, ou que l'on retira encore vivants de leur sépulcre de neige, le premier mouvement réactionnel qui les avait soustraits à la mort s'était opéré ; mais plus longtemps privés de secours, cette première réaction n'étant pas soutenue, un affaissement complet lui avait succédé, et la continuation de l'action du froid avait entretenu l'asphyxie des extrémités les plus éloignées du centre vital, à un degré tel qu'il ne fut plus possible d'y ramener la vie.

Quoi qu'il en soit, les conditions, bien qu'à des degrés différents, se trouvèrent les mêmes au début, pour tous les malades, et ils furent généralement soumis au même régime : c'est-à-dire, à la demi-portion avec vin, tisane amère ou diaphorétique, vin de cannelle composé ; frictions sur les parties congelées avec de l'huile camphrée et de la flanelle qu'on laissait en place ; frictions alcooliques sur les membres œdémateux.

Chez les plus malades, l'alimentation fut plus légère et progressive ; mais, ceux qui purent le mieux la supporter, furent ceux-là mêmes qui offrirent les gangrènes les plus limitées et les plus superficielles.

Les militaires amenés à l'hôpital le 8 ou le 9 janvier furent généralement plus gravement atteints que les autres ; ils offrirent moins de ressources et la mort avait frappé leurs membres d'une manière plus irréparable. Cependant la généralité d'entre eux n'offrit pas de différence en rapport avec la plus longue durée de leurs souffrances. Cela dépendit du plus ou moins de secours qu'ils avaient trouvés.

La privation de nourriture a été pour beaucoup dans la gravité du mal ; les soldats qui avaient pu ronger un reste de biscuit avaient mieux résisté ; ceux qui trouvèrent un abri et un peu de blé sous les tentes arabes, n'eurent que des atteintes légères.

Les hommes qui, passant près des pièces d'eau-de-vie abandonnées, crurent y trouver la force et la vigueur pour lutter contre le froid, ceux-là succombèrent les premiers sur le chemin ; et, l'on s'étonne d'avoir retrouvé encore en vie, après quatre jours, un sapeur du 3.me bataillon d'Afrique, qui avait été remarqué pour avoir abusé de ce secours trompeur, abus qui du reste était une habitude chez lui ; mais, il arriva à l'hôpital avec un sphacèle des quatre membres qui amena irrévocablement la mort, sans que l'horrible mutilation d'une quadruple amputation eût pu l'éviter.

A côté de ce fait, j'en citerai un autre non moins curieux. Un soldat avait perdu ses souliers ; il reconnait un camarade étendu sans vie et couvert de neige, il lui prend les siens, jugeant qu'il n'en aurait plus besoin. Quel ne fut pas l'étonnement de ceux qui avaient remarqué ce trait et qui connaissaient parfaitement le militaire en apparence mort, de le retrouver à quelques jours de là, se promenant tranquillement dans les rues de Sétif.

Comme il n'est pas entré à l'hôpital, j'ai voulu le voir et l'interroger : il s'était réveillé, avait secoué son linceul et, profitant d'une légère amélioration de la température pour se reconnaître, il avait rejoint Sétif. Chez cet homme, la réaction naturelle avait été aussi complète que possible.

Parmi ceux qui, parvenus à la ville, n'entrèrent pas de suite à l'hôpital, presque tous eurent longtemps les pieds engourdis ; mais, un grand nombre, après quelques jours, virent la gangrène s'emparer de leurs pieds et vinrent nous trouver.

Ce furent ceux qui eurent l'occasion de se chauffer en arrivant qui offrirent particulièrement ces nouveaux cas de gangrènes partielles ; mais presque personne du corps d'armée ne fut exempt, d'une manière absolue, du premier degré de congélation, engourdissement, raideur, insensibilité des pieds, auxquels succéda la détente avec ou sans gonflement érythémateux et sensibilité exagérée.

Cette sensibilité procura aux uns, et ce furent ceux qui eurent un érythème, une sensation analogue à la douleur expansive qui succède à la douleur mordicante de la brûlure ; aux autres un fourmillement et des démangeaisons insupportables. Quelques phlyctènes se montrèrent quelquefois aussi sur les orteils.

Les frictions journalières avec la flanelle et l'huile camphrée ont considérablement contribué à amoindrir les désordres chez les uns et à les éviter chez les autres. La plupart, tout en retrouvant promptement la souplesse et l'usage des pieds qui furent le plus généralement gelés, conservèrent longtemps des fourmillements et une sécheresse de la peau qui ne disparurent qu'après la desquamation de l'épiderme desséché.

Chez aucun de nos blessés, la réaction, qui suivit l'engourdissement et la torpeur générale, ne fut trop violente et ne dut être autrement réprimée que par l'application locale de quelques cataplasmes. L'alimentation fut généralement augmentée et l'usage des toniques put être continué. Aussi les accidents formidables de sphacèle des membres, dont la plupart étaient menacés, diminuèrent-ils progressivement et furent-ils rapidement réduits aux proportions de gangrènes partielles des extrémités.

Ces gangrènes partielles ne peuvent être attribuées à la réaction inflammatoire, car celle-ci fut généralement trop faible et bornée aux besoins de l'élimination des parties mortes. L'inflammation éliminatoire s'éleva seule, dans quelques cas, à un degré qu'il fallut tempérer et rarement elle agrandit le cercle de la mortification.

Quel était l'aspect général de tous ces congelés , après la première résurrection des sens et de la vitalité ; car c'est alors seulement qu'il fut permis de juger l'étendue des désordres? A part la faiblesse où les avaient plongés le froid et la faim, dont j'ai tracé le tableau et à laquelle il fut porté un prompt secours , l'action morbifique se concentra particulièrement aux extrémités inférieures, aux mains, au nez, au pénis, en un mot, à toutes les parties qui, les plus éloignées du centre d'action de la vie, cèdent plus facilement leur calorique moins puissamment renouvelé.

Aussi les pieds furent-ils le plus fortement atteints par la mortification ; mais une autre cause, déjà signalée, y contribua beaucoup. Plongés dans la neige fondante, qui absorbait tout leur calorique, ils étaient soumis à un froid égal et constant ; tandis que les mains et le nez, quoique fouettés par le vent et la neige, n'étaient cependant pas condamnés à cette invariabilité du froid.

Le nombre des nez et pénis atteints d'ulcération morbide ne fut pas considérable ; mais la plupart des hommes avaient les mains plus ou moins endommagées. Aux premiers jours, c'était le froid, l'engourdissement, la raideur, la dureté et l'insensibilité avec une teinte bleuâtre et plus souvent blanchâtre et pâle sans gonflement ni inflammation. Les os paraissaient comme ankylosés; les parties molles desséchées ressemblaient à du bois mort, où laissaient déjà suinter un ichor fétide du derme dépouillé de son enveloppe protectrice, par le déchirement des phlyctènes.

C'est aux pieds que ces caractères étaient le plus remarquables. Depuis les orteils, chez les uns, jusqu'à la partie moyenne de la jambe, chez les autres, une gangrène sèche paraissait avoir supprimé toute espérance de retour à la vie pour ces organes. La percussion y trouvait la dureté du bois et en donnait le bruit sec ; la teinte blanchâtre ou un peu livide modifiait assez peu l'aspect légèrement ridé de la peau, et il semblait, à première vue, qu'un art infini avait attaché d'une manière invisible des pieds artificiels aux jambes.

Cependant, cette dureté de la chair n'était pas brusquement interrompue; elle diminuait par gradation successive en montant vers le tronc et se terminait par des chairs molles, empâtées et laissant à la peau l'empreinte du doigt.

Cet état fut observé depuis la limite des orteils simplement, jusqu'à celle de la partie supérieure des malléoles. A coup sûr, il y avait lieu de croire à une mortification étendue, à un sphacèle que le couteau devrait trancher; et, cependant, il n'en fut généralement rien; ou, du moins, la gangrène fut-elle réduite aux proportions étroites de simples eschares plus ou moins superficielles. Tel fut l'exemple de P.... du 3e chasseurs d'Afrique, sur lequel je reviendrai plus tard.

Une autre forme primitive de congélation fut celle où des portions plus ou moins considérables des pieds présentèrent une lividité noirâtre, de nombreuses phlyctènes qui, en rompant l'épiderme, laissaient à nu le corps muqueux insensible et fournissant une sérosité roussâtre et fétide.

Cette forme se montra aussi commune que la précédente, et, comme elle, dans son degré le plus élevé, offrit les caractères apparents d'une mortification consommée et sans autre ressource que l'amputation. Mais, ici encore, il n'en fut point ainsi dans le plus grand nombre des cas, c'est-à-dire, que ces sphacèles apparents, qui s'étendaient jusqu'à la jambe, ne nécessitèrent que des amputations métatarso-phalangiennes où tarso-métatarsiennes, à quelques exceptions près où il fallut sacrifier le membre.

Dans cette forme de la congélation, les pieds étaient généralement tuméfiés, et les orteils paraissaient en putrilage; et, cependant, il y eut peu de gangrènes profondes; et, dans les cas les moins graves, la mortification fut bornée à une destruction plus ou moins étendue du corps muqueux, d'où il résulta une ulcération superficielle.

C'est ce que l'on vit particulièrement au nez, au pénis et aux mains.

L'état phlycténoïde, qui est souvent le premier symptôme de la gangrène, ne permet pas toujours de mesurer de prime-abord l'étendue de la mortification, et il y eut des cas d'apparence légère qui furent suivis de gangrènes qui s'étendirent jusqu'aux os, malgré tous les moyens employés pour les réduire aux minimes proportions, que nous avions si heureusement obtenues dans des conditions plus défavorables.

Nous verrons plus tard les progrès du travail morbide et réparateur, dans ces diverses variétés. Mais, à quoi rapporter ces résultats opposés, dans des conditions en apparence semblables? Aux diverses puissances d'organopathie des individus, à leur tempérament, à la force de réaction vitale des tissus, à l'influence morale, aux antécédents pathologiques, au genre de vie habituelle, etc.

Ainsi, l'état maladif, le tempérament lymphatique, la flaccidité des chairs, le découragement et le chagrin, la diathèse paludéenne, si commune ici, le défaut d'alimentation suffisamment réparatrice et l'ivrognerie habituelle furent, à coup sûr, les causes qui mirent le plus d'obstacles aux bons effets du traitement, et qui laissèrent le plus d'empire à la mortification.

III. Effets locaux de la Congélation.

Les effets de la congélation, considérés localement dans les extrémités où ils se concentrèrent, offrirent des aspects et des phénomènes différents qui permettent d'y reconnaître plusieurs variétés et de les diviser en degrés.

Deux variétés primitives furent, comme nous l'avons vu, le *racornissement apparent* et *l'état phlycténoïde*. Elles furent plus où moins prononcées où étendues, ainsi que les gangrènes qui leur succédèrent, et qui offrirent aussi deux variétés correspondantes et bien distinctes : la gangrène *sèche* et la gangrène *humide*.

Le racornissement était le degré le plus élevé de la congélation, et il fut généralement suivi de gangrène sèche. L'état phlycténoïde se trouvait aux degrés inférieurs, depuis la simple phlyctène, suivie d'ulcération, jusqu'à celles qui recouvraient des tissus entièrement mortifiés. Ici s'offrirent les gangrènes humides, mais non constamment, car souvent les eschares se desséchèrent, après avoir paru d'abord devoir tomber en putréfaction.

L'état phlycténoïde amena parfois des désordres aussi graves que le racornissement, quoique celui-ci n'en ait pas moins été le degré le plus élevé de congélation ; car on vit souvent des phlyctènes se développer, alors que le retour à la vie rendait la souplesse aux tissus, alors que ceux-ci devenus perméables, mais sans réaction suffisante, commençaient à s'infiltrer.

Il fut donc bien difficile, comme je l'ai déjà fait remarquer, de discerner du premier abord l'étendue qu'occupait la gangrène, et les erreurs les plus regrettables devaient être le résultat d'une fatale précipitation.

Dans aucun cas, la mortification n'avait distinctement tracé ses limites. L'engourdissement, la roideur, l'insensibilité allaient en diminuant vers le tronc ; les membres étaient gonflés par la stase des liquides ; l'empâtement, gardant l'empreinte du doigt, en trahissait la présence dans les tissus ; il y avait, en un mot, un œdème plus ou moins prononcé.

Il ne fallut que ranimer la tonicité générale et l'ensemble des forces, pour voir disparaître graduellement cet œdème ; et il y avait une erreur grave, en le voyant s'accroître chez quelques sujets dont on laissait l'organisme endormi par la débilitation diététique, à le considérer comme un progrès de la mortification.

Envisagées sous le point de vue de leurs caractères physiques, les gangrènes par congélation peuvent, comme la brûlure, offrir six degrés ; mais, pour mieux rallier les effets à l'état primitif résultant de la cause morbide et resserrer mon cadre, je ne distinguerai que trois degrés de congélation, auxquels je rattacherai les gangrènes qui en furent le résultat ; car un seul membre présenta quelquefois tous les degrés de la gangrène, quoiqu'en définitive il fut atteint du plus haut degré de congélation, le troisième.

Le premier degré de congélation fut marqué, comme je l'ai dit, par l'engourdissement, la roideur, l'insensibilité et un peu d'œdème, qui firent place à une sensibilité exagérée traduite par des fourmillements insupportables, à un gonflement érythémateux et à une douleur expansive. Il se termina par l'exfoliation épidermique et ne fut pas traité à l'hôpital; mais, l'imprudence avec laquelle beaucoup de militaires se chauffèrent les pieds, avant d'y avoir rétabli la circulation, vint doubler le nombre des cas de congélation au second degré, en produisant des gangrènes partielles plus ou moins légères, annoncées bientôt par la formation de phlyctènes.

Ce second degré fut différent du premier, par la présence de phlyctènes et par la formation d'ulcérations gangréneuses plus ou moins superficielles, ou d'eschares qui exigèrent tout un travail d'élimination et de cicatrisation pour arriver à une parfaite guérison.

Parmi ceux de cette catégorie, qui avaient exposé leurs pieds au feu, plusieurs virent s'accroître l'état primitif d'asphyxie locale, et la gangrène prendre les proportions du troisième degré.

Le troisième degré comprend ces états de racornissement prononcés ou ces ramollissements sous-phlycténoïdes, qui produisirent des gangrènes profondes en s'étendant jusqu'aux os, soit avec les caractères de la gangrène sèche, qui fut la plus commune, soit avec ceux de la gangrène humide. Ici, les secours de la chirurgie opérante furent souvent réclamés; mais ils purent généralement être reculés aux dernières extrémités, et réduits à de simples ablations d'orteils sphacélés.

On comprend que ces degrés et leurs variétés furent infiniment multipliés dans l'étendue où la gravité qu'offrirent les accidents, chez les divers individus. Ainsi, depuis le simple engourdissement jusqu'à la phlyctène, suivie d'ulcération sans eschare; depuis l'eschare superficielle et limitée au corps muqueux de quelques phalanges, jusqu'à l'eschare complète du tissu cutané et du tissu cellulaire étendue largement aux orteils et à la surface du pied; depuis la mortification complète d'une phalange jusqu'à celle d'un ou de plusieurs orteils, de la moitié ou de la totalité d'un pied ou des pieds ; il y a mille degrés qui se confondent dans les divisions générales que j'ai établies.

Ce serait en vain que notre esprit étroit voudrait renfermer dans des limites tranchées un grand nombre de cas morbides en apparence de même valeur ; la nature se plaît à déjouer les combinaisons de notre impuissance.

C'est ainsi que les cas appartenant au début à telle catégorie, par les symptômes les moins équivoques, se modifièrent par le traitement au point d'offrir les résultats de catégories moins graves. C'est ainsi que G..., dont les deux pieds avaient toutes les apparences d'une gangrène sèche qui ne laissait plus d'autre ressource que l'amputation, en fut quitte pour la perte de quelques phalanges et l'escharification du tissu cutané de la plante et de la partie interne du pied. Ce cas, néanmoins, appartient encore au troisième degré, tandis qu'il en est qui passèrent entièrement au degré inférieur. Tel fut C..., du 61.e

J'ai peu de choses à dire des congélations du nez et du pénis, qui furent rares et n'affectèrent que la forme du second degré; phlyctènes suivies d'ulcérations superficielles ou d'eschares légères. Ce sont les membres inférieurs et surtout les pieds qui font principalement les sujets de mes observations; car les mains ne furent guère atteintes que de congélation au premier et au deuxième degré; et les cas rares du troisième degré se bornèrent à la perte de quelques phalanges.

Un seul cas nous offrit la mortification à peu-près complète des deux mains, et c'est celui du sapeur qui eut en même temps les deux pieds privés de vie. Encore, cet homme, qui avait une énergie morale remarquable, et que la perte de ses quatre membres n'affectait pas, résista-t-il plusieurs jours et permit-il au traitement de limiter la gangrène, qui paraissait devoir s'étendre très-haut, aux mains et aux pieds seulement. C'est quand la mort avait tracé ses limites, au moment où une lueur d'espérance donnait l'idée d'une mutilation possible, que la faiblesse et l'épuisement, vainement combattus par tous les moyens, lui livrèrent un cadavre.

Ce sujet offrit un cas remarquable de gangrène complète des membres, survenue spontanément, sous l'influence du froid.

IV. Gangrènes.

Voyons maintenant quelle fut la marche de la maladie ; elle nous conduira naturellement à l'étude des gangrènes qui en furent le résultat, et de leur traitement chirurgical.

Nous n'avons pas à nous occuper du premier degré, qui ne nécessita pas l'entrée à l'hôpital, et dont j'ai assez dit la forme simple et la guérison rapide.

Quant au second degré, les phlyctènes une fois vidées, la peau s'ulcéra et fournit une suppuration assez abondante pour coller entr'eux les doigts qui n'auraient pas tardé à se cicatriser ensemble, si on n'avait eu soin d'empêcher ce fâcheux résultat, en les séparant par le pansement. Ces ulcérations furent assez longues à se cicatriser, comme toutes les plaies qui résultent de la chute d'une eschare.

Le mal ne se borna pas souvent à de simples ulcérations ; une portion plus ou moins profonde, plus ou moins étendue des différentes couches du tissu cutané se gangréna. On vit se former une légère tuméfaction circulaire, et la peau prendre une couleur rose vif se perdant au dehors, et brusquement interrompue au-dedans ; le centre s'affaisser, devenir noir ou grisâtre, et se racornir de plus en plus ou tomber en déliquium putride. Puis une fissure ulcérative se montra autour de l'eschare, et s'étendit en profondeur, de la circonférence au centre, jusqu'à sa complète élimination.

Alors l'ulcération prenait de l'extension en largeur, de sa circonférence aux parties saines ; de sorte qu'à la fin, la plaie avait des dimensions beaucoup plus considérables que l'eschare primitive et le cercle inflammatoire qui la cernait. Mais cette extension excentrique de l'ulcération se faisait aux dépens des parties les plus superficielles, et le bas-fond restait au centre. Ces ulcérations n'étaient jamais coupées à pic. Ce n'est qu'alors

que les bourgeons charnus commençaient á poindre et venaient
ensuite combler la plaie ; puis la cicatrisation établissait son
travail de la circonférence au centre , non sans être précédée
d'une abondante suppuration.

Ici encore la cicatrisation se montra longue et difficile à obtenir, comme cela se voit dans les plaies par suite de brûlures.

Tous les malades de cette catégorie guérirent généralement
sans entraves, digérant facilement les trois quarts de portion, et
voyant rapidement disparaître l'asthénie, sous l'influence de
l'alimentation et de quelques toniques généreux. Cependant chez
quelques-uns, des accidents d'une nature grave, tels que le
tétanos, entravèrent la guérison.

Je reviendrai plus loin sur ces cas exceptionnels ; je signa-
lerai seulement ici quelques cas simples en apparence, dans
lesquels les symptômes les plus rassurants faisaient espérer que
le mal se bornerait à des ulcérations superficielles ou à des
eschares peu profondes. On fut tout surpris, au milieu des conditions les plus favorables, de voir des orteils ayant perdu en
partie leur roideur et leur sensibilité, ne présentant qu'un peu
d'empâtement consécutif et quelques phlyctènes , sans autre
apparence de mortification un peu étendue ; on fut étonné ,
dis-je, de les voir s'entourer d'un cercle inflammatoire au-delà
des limites du mal, et de larges eschares pénétrer profondément
jusqu'aux os.

Ou bien sans changement sensible, mais lentement, les parties molles se desséchant devenaient noires et restaient ainsi
momifiées longtemps avant que l'ulcération commençât à les
séparer des tissus vivants.

Ces effets ne peuvent être attribués qu'à l'état d'anémie des
sujets qui en offrirent les observations, état qui n'avait pu être
assez tôt combattu.

Le moral affaibli par les souffrances et les privations , si difficile à relever dans des circonstances aussi graves et loin de la
patrie, avait certainement la plus funeste action sur ces blessés.

Quelques hommes aussi qui n'entrèrent à l'hôpital que plusieurs jours après leur arrivée, aggravèrent leur état par des exercices et des libations imprudentes.

Ces cas, malgré la bénignité de leur début, rentrent naturellement dans le troisième degré dont nous allons nous occuper.

Ici, au gonflement œdémateux remontant plus ou moins haut, aux larges phlyctènes recouvrant un corps muqueux livide et des tissus ramollis exhalant une odeur fétide, on vit, après quelques jours, succéder des symptômes rassurants, et des pieds, en apparence privés de vie jusqu'au delà des malléoles, recouvrer de la chaleur et de la sensibilité, les chairs reprendre de la consistance et de la tonicité, un cercle inflammatoire tracer les limites de la mort à la région métatarsienne et même aux orteils, l'ulcération éliminatoire creuser son sillon sous une eschare que l'on était étonné de voir se borner souvent aux parties molles. Puis une suppuration abondante et normale mêlée aux humeurs fétides de la putréfaction enlevait avec elle les lambeaux mortifiés. Alors il arrivait que les muscles étaient mis à nu, plus ou moins profondément disséqués, ou que les orteils, en tout ou en partie, quelquefois les phalangettes seulement, se montraient dépouillés de leurs enveloppes.

Dans les cas les plus graves, les têtes des métatarsiens étaient dénudées et les parties molles qui recouvraient ces os étaient plus ou moins détruites ou creusées par l'ulcération qui s'était aussi étendue excentriquement. Mais alors le travail réparateur commençait, les bourgeons se multipliaient, la suppuration devenait louable et la membrane cicatricielle resserrait les limites de la plaie.

La marche de la guérison fut hâtée en enlevant avec l'instrument tranchant, soit les phalanges, soit les orteils, sans tailler de lambeaux et en soulevant seulement les bourgeons charnus qui, débarrassés de ces corps étrangers, recouvraient bientôt les têtes osseuses et en formaient un moignon qu'une bonne cicatrice protégeait ensuite suffisamment.

Quand il le fallut, la scie supprima les extrémités osseuses trop saillantes; mais, souvent, la nécrose s'était chargée de l'opération et il suffisait d'enlever ces extrémités avec les doigts ou des pinces pour permettre aux chairs de se réunir.

Chez d'autres sujets offrant un œdème assez prononcé des jambes, et des phlyctènes sur un derme grisâtre couvrant des tissus assez résistants et, en apparence, moins privés de vie que dans les cas précédents, la maladie fut suivie de résultats divers.

Ainsi, quand la plupart des cas tinrent ce qu'ils promettaient, en permettant à l'œdème de disparaître, en ne présentant que des eschares superficielles et étendues que l'ulcération se chargeait d'éliminer, en donnant ensuite une suppuration abondante et de bonne nature, des bourgeons riches de vie et une cicatrisation longue à obtenir, mais arrivant sans entraves à son terme; plusieurs autres suivirent une marche différente et plus grave. L'élément morbide prit de l'extension, les tissus s'infiltrèrent davantage, se ramollirent, en prenant une teinte grisâtre, et fournirent un ichor jaunâtre et fétide; plus souvent encore ils se momifièrent.

Néanmoins, chez quelques blessés, les résultats furent moins heureux; la mortification ne céda rien ou fort peu au traitement. Quoique l'état général fut maintenu aussi satisfaisant que possible, les jambes restèrent œdémateuses, les pieds s'infiltrèrent de plus en plus, une sérosité roussâtre et des gaz fétides les tuméfièrent, la peau devint plus livide, les chairs se putréfièrent, et il fallut débarrasser les pieds de ses fluides morbifiques par de profondes incisions.

Les plus grands dangers étaient à redouter et on pouvait être tenté d'amputer à l'apparition de ces désordres. Cependant, confiant dans l'état général des blessés, confiant dans les ressources de la nature, je mis tous mes soins à arrêter et à reculer les progrès de la gangrène, et j'eus la satisfaction de voir la mortification se limiter et un cercle ulcératif s'établir.

Là, j'attendis encore, je laissai l'ulcération éliminatoire tracer de profonds sillons et je me bornai à favoriser la chute des eschares.

Le mal s'était limité aux pieds et ne dépassait plus les malléoles, les métatarsiens étaient dépouillés *infrà et super;* mais les chairs, profondément découpées par l'ulcération, se couvraient de bourgeons nombreux et puissants qui se hâtaient de diminuer l'étendue des désordres. Il me fut enfin permis de désarticuler le métatarse et un moignon bien cicatrisé laissa à ces malheureux l'usage de membres qu'ils avaient crus perdus.

Chez quelques-uns où ces heureux résultats ne purent être obtenus, par suite de la trop grande perte de substance, l'infiltration séreuse ayant disparu et la jambe ayant repris sa sécheresse et sa fermeté à-peu-près normales, il fut permis de l'amputer avec les chances les plus favorables de succès.

Dans la variété dite congélation *sèche* ou *racornissement,* si remarquable par la dureté et la résonnance de bois mort que les parties atteintes offraient, c'est la gangrène sèche qui se montra universellement. Cette altération s'étendit plus ou moins, depuis les cas où elle se limita à quelques phalanges, jusqu'à ceux où elle envahit les pieds jusqu'au-delà des malléoles; mais la vie n'était pas éteinte aussi profondément qu'elle paraissait l'être à la superficie, et des pieds, que l'on croyait n'avoir plus qu'à retrancher du corps, revinrent comme par enchantement à un état presque normal. La souplesse et la perméabilité reparurent avec la sensibilité, après un temps plus ou moins long, et les extrémités digitales restèrent seules sphacelées.

Ces parties gangrénées se desséchèrent, acquirent encore plus de dureté et prirent bientôt une teinte noirâtre; elles étaient comme momifiées. C'est alors que la vitalité, ranimée dans les parties supérieures, acquit un dégré assez élevé pour concourir au travail d'élimination des tissus gangrénés. Cela ressemblait aux gangrènes par constriction circulaire. Un sillon marquait la séparation entre le mort et le vif, il se creusait un autre sillon ulcératif bordé d'un cercle d'inflammation légère, dont les progrès éliminatoires n'eurent besoin que d'être secondés par le traitement et hâtés plus tard, par l'ablation plus ou moins étendue des orteils ou des métatarsiens.

Le cas de C... du 64ᵉ que je rapporterai plus loin est un des plus remarquables de restauration vitale due à la temporisation et au traitement. Entré avec une apparence de gangrène sèche des deux pieds, offrant les caractères les plus tranchés, il en fut quitte pour une gangrène confirmée de la partie interne du pied droit. L'eschare en tombant laissa une plaie dont la cicatrisation lente et laborieuse amena cependant une guérison sans difformité ni perte d'organes. Aussi me suis-je plu à le montrer à tous ceux qui, l'ayant observé une première fois, s'attendaient journellement à me voir procéder à une double amputation des jambes. Tel fut aussi P.... du 3ᵉ chasseurs.

Quoi qu'il en soit des améliorations notables que le temps et le traitement apportèrent aux conditions morbides des parties congelées, la gangrène sèche fut celle qui se montra la plus fréquente, comme je l'ai déjà dit, et qui nécessita le plus d'opérations. Mais le travail éliminateur n'attendit pas toujours la momification des organes sphacélés pour commencer avec activité son œuvre réparatrice. Dès-lors les choses se passèrent comme dans la forme de gangrène précédemment décrite, moins les humeurs putrides de la décomposition.

L'ulcération éliminatoire était loin d'être toujours circonférique ; souvent elle s'étendait capricieusement en découpures plus ou moins profondes. Cela rendait les plaies un peu difformes dans leur contour, mais il était bien facile d'y remédier, lors de l'amputation des parties complétement gangrenées.

Quant aux gangrènes sèches limitées aux orteils, la nature se chargea presque seule du travail réparateur et la chirurgie n'eut qu'à en faciliter les moyens et à en activer les résultats. Mais toutes ces vastes plaies, laissées à découvert par la chute des eschares, ne se cicatrisèrent, ni avec la même uniformité, ni avec la même rapidité. La suppuration en fut généralement abondante ; les bourgeons plats et débiles chez les uns, croissaient avec une vigueur remarquable chez les autres.

Un symptôme commun, dont je n'ai pas encore parlé, c'est que le fourmillement insupportable, ressenti dans les pieds particu-

lièrement la nuit, se compliquait de douleurs quelquefois intolérables ; douleurs proportionnelles à la grandeur des plaies et à la
vivacité des bourgeons dont la sensibilité était exquise.

La sérosité qui infiltrait les membres fut lente aussi à disparaître et les chairs conservèrent longtemps une teinte brunâtre
et de la flaccidité; c'est ce qui empêcha souvent les plaies des am-
putés de guérir par première intention, quoique l'opération ait
été pratiquée près d'un mois après la congélation. Toutes suppu-
rèrent plus ou moins, malgré la bonne constitution des sujets et
exigèrent des pansements fréquents et difficiles, pour maintenir
le moignon dans des conditions favorables.

V. — Effets généraux de la Congélation.

Il est remarquable que quelques congelés seulement, quelle
que fût la gravité des gangrènes dont ils furent atteints, aient
présenté une réaction locale qu'il fallût modérer *intùs et extrà*.
Il ne l'est pas moins que tous n'offrirent qu'une réaction générale modérée et que pas un, peut-être, ne fut primitivement atteint
d'hypérémie gastro - intestinale , pulmonaire où céphalique. J'ai
dit, primitivement, et je puis ajouter, consécutivement; car, si
quelques blessés montrèrent plus tard des affections de ces organes, ils les durent à des causes nouvelles dépendantes, en partie, il est vrai, de leur état, mais étrangères à la cause première.

C'est que tous nos malades avaient primitivement été atteints
de congélation générale, constituant un véritable état morbide
constitutionnel. Aussi, quand j'ai qualifié de congélations partielles les lésions locales qui furent suivies de gangrènes, je n'ai
pas entendu dire que la congélation n'avait agi que sur ces parties, mais j'ai voulu indiquer la localisation des effets généraux
de la congélation.

En effet, la congélation n'a pas seulement attaqué des organes
isolément exposés au froid, comme l'est une partie livrée à l'action directe d'un calorique intense, elle a produit son effet sur des
hommes entièrement soumis à l'influence du froid pendant plu-

sieurs jours ; seulement, cet effet s'est plus particulièrement fait sentir sur les organes les moins capables de résister à une sous- traction abondante de calorique et plus immédiatement soumis aux agens réfrigérans.

C'est donc une affection générale que l'on a d'abord eu à trai- ter, un état morbide de tout l'organisme qui ne céda que lente- ment et dont on retrouve encore les traces sur les hommes qui en ont été atteints, puisque j'ai pu m'assurer 18 mois plus tard que, dans le bataillon du 43ᵉ, qui s'était trouvé au Bou-Thaleb, et qui fut depuis appelé à tenir garnison à Gigelly, les hommes qui succombèrent aux atteintes de la fièvre, si pernicieuse dans cette localité, furent ceux-là même qui avaient le plus souffert de l'influence adynamique du froid.

La flaccidité générale des muscles et leur coloration d'un rouge obscur, l'infiltration séreuse plus ou moins grande des tissus, les pétéchies scorbutiques qui marbrèrent la peau, les hémorragies passives à la surface des muqueuses et des plaies, la diffluence du sang qui coulait abondamment en nappe des surfaces saignantes sous le tranchant de l'instrument, sa colora- tion peu vermeille à la sortie des artères, le peu de consistance du caillot quand il n'y eut pas d'état inflammatoire concomitant, sa lenteur à se coaguler, tous ces signes qui indiquent la rareté des globules et la pauvreté de la chair coulante, sont des preu- ves péremptoires de l'altération entière de l'organisme.

On a avancé que : c'est l'atteinte directe portée par le froid au système nerveux, l'hyposthénie nerveuse qui fut le point de départ de tous les phénomènes morbides de la congélation et particulièrement de l'asphyxie, soit locale, soit générale. Je ne m'arrêterai pas à réfuter les raisonnements erronés invoqués à l'appui de cette théorie. Je ferai seulement remarquer que l'in- fluence nerveuse ne diminuant pas à proportion de l'éloignement du centre de perception, comme il arrive du cours du sang à mesure qu'il s'éloigne du centre d'impulsion, on ne voit pas pourquoi l'action hyposthénisante directe et primitive du froid sur les nerfs, si elle était réelle, s'exercerait plus particulière- ment aux extrémités des membres qu'ailleurs.

C'est le ralentissement du cours du sang, l'obstacle apporté à la circulation qui précède l'engourdissement et qui le cause, et non l'annihilation de l'action nerveuse locale qui commence la congélation.

La congélation est donc une hyposthénie genérale, produite sous l'influence du froid, par la stase du sang dans ses canaux devenus inertes; stase qui, faisant refluer le sang vers les organes du centre, l'empêche de traverser librement les poumons pour y subir l'acte de l'hématose, le prive de son principe vivifiant qui va porter l'excitabilité au cerveau, excitabilité sans laquelle cet organe cesse de fonctionner et ne réagit plus.

Ainsi la stase du sang, s'opérant graduellement des extrémités vers le centre, produisant son inhématose et privant par suite le cerveau de son incitation, doit bientôt amener une asphyxie mortelle.

C'est aussi l'obstacle apporté à la circulation qui produit ces gangrènes des extrémités qui offrent tant d'analogie avec celles dites spontanées; et c'est pourquoi, dans les amputations on trouva, comme je l'ai dit, les chairs brunes et molles, gorgées de fluides, peu contractiles, le sang séreux et d'un rouge obscur coulant en nappe avec abondance.

Ces caractères furent d'autant plus sensibles qu'on les observa plus près du début, et il ne fallait pas s'étonner si, au premier rappel de la vie, le sang reprenant son cours vers les extrémités, accrut la masse de sérosité ambiante des tissus; et si, par suite, l'œdème des membres parut plus considérable; il ne fallait pas s'étonner si les pieds restés secs s'infiltrèrent alors, si l'empâtement œdémateux fut plus prononcé et remonta plus haut; et surtout, il ne fallait pas prendre ces symptômes pour des signes réels de progrès de la gangrène et recourir hâtivement à une fatale opération.

VI. — Nature différentielle de la congélation et de la brûlure.

Il y a une différence totale entre les accidents généraux résultant de la congélation et ceux provenant de la brûlure, c'est-à-dire, de l'action plus ou moins prolongée du calorique en excès.

Malgré les rapports de similitude qu'offrent les gangrènes produites par ces causes opposées, elles présentent aussi des dissemblances qu'il faut bien se garder de confondre dans une assimilation absolue.

En effet, ici la vie s'éteint par épuisement, là par hyperémie des organes trisplanchniques ; ici la gangrène arrive par congestion passive, là par congestion active.

La congestion passive est due à la stase du sang dans les vaissaux inertes, à l'arrêt de la circulation dans les capillaires ; et, s'il se produit plus tard un nouveau mouvement congestionnel qui peut aller jusqu'à l'inflammation, ce n'est que lorsque la réaction s'est opérée. Voilà d'où vient l'érythème du premier degré de la congélation.

Tandis que la brûlure, quel que soit son degré, a toujours pour effet un raptus sanguin immédiat, une accélération de la circulation qui produit la congestion active des tissus.

L'action du froid n'agissant que sur un organe accidentellement exposé à son influence, comme cela se voit dans les régions polaires, le congèle plus ou moins fortement et la gangrène locale qui en est la suite, quelle que soit son étendue, n'amène aucun trouble dans la santé générale et n'est accompagnée au début, ni de douleur vive et mordicante, ni de chaleur.

L'action du calorique concentré sur une partie du corps, comme cela arrive le plus fréquemment, produit, selon son intensité, des gangrènes plus ou moins profondes ou étendues, accompagnées d'abord d'une chaleur et d'une douleur vive et mordicante bien connue, plus tard remplacée par une douleur expansive qui accompagne la congestion inflammatoire.

Mais, dans la brûlure, les accidents locaux ne sont pas les plus redoutables. Le système nerveux devient le siége d'une violente irritation qui peut produire subitement la mort, et il y a toujours à craindre une réaction générale qui amène l'inflammation des viscères intérieurs.

Quand l'action du froid est générale, comme cela se voit souvent dans les climats tempérés et comme c'est le cas présent, la congélation est générale et se traduit primitivement, par une grande dépression de forces et une stase sanguine qui peut aller jusqu'à l'asphyxie et la mort; secondairement, par l'adynamie générale et la mortification plus ou moins étendue des extrémités.

Si l'action du calorique devient générale, la mort peut arriver par le même mécanisme que dans les brûlures locales, et, dans tous les cas, la réaction inflammatoire des viscères est des plus redoutables. Les gangrènes locales se montrent là où le feu a le plus particulièrement agi, et non comme après les congélations générales, aux parties les plus éloignées du centre vital.

La brûlure a lieu partout où le calorique est appliqué; le froid agit particulièrement sur les organes éloignés du centre.

Dans la gangrène par congélation, on l'arrête, on restreint ses limites, on l'empêche même de se confirmer, en réveillant la tonicité, en stimulant les organes, en appelant vers les parties menacées de mort un sang généreux et révivifiant.

Dans celle par brûlure, ce sont les moyens antiphlogistiques de toute nature, qui parviendront à arrêter les progrès de la mortification, à combattre les accidents consécutifs.

Je citerai, à l'appui, un fait dont j'ai été témoin, à Alger, en 1843, lors de l'incendie des baraques de la place de la Djénina. J'avais assuré les secours au poste de la police, sur la place Mahon, et j'y avais fait apporter quantité de coton cardé. Bientôt une baraque en flamme tombe sur un malheureux occupé à l'abattre; le feu est ardent, impénétrable; les travailleurs rivalisent de zèle pour sauver leur camarade; plusieurs sont gravement brûlés, mais ils parviennent à l'arracher des flammes.

En lui enlevant ses vêtements, on emporte l'épiderme; la tête est horriblement tuméfiée et noire; la surface du corps n'est qu'une plaie. Je fais promptement d'abondantes lotions avec de l'eau fraîche, et j'emmaillotte ce malheureux avec des pièces de coton cardé.

Il est porté à l'hôpital du Dey, où il est soumis à un régime sévère, et où je suis journellement les progrès de la guérison. La réaction fut modérée, grâce à un traitement antiphlogistique énergique; il ne se forma pas d'eschares profondes; la ouate tomba successivement, entraînée par une légère suppuration, ou par la formation d'un nouvel épiderme. La guérison fut complète.

Qu'aurait fait un pareil traitement et l'emmaillottement avec du coton sur un de nos congelés les plus graves, et surtout sur celui dont j'ai parlé au commencement, lequel, dans un état de léthargie profonde, revint lentement à la vie par des moyens toniques employés avec la plus grande mesure, et toute la réserve que commandait la débilité d'une existence qui avait été si près du tombeau?

Le froid produit des gangrènes, comme la chaleur concentrée, quoique par un mécanisme différent; ces gangrènes présentent physiquement les mêmes variétés d'intensité, et subissent le même travail réparateur. Voilà, selon moi, sous quel point de vue les effets de la congélation peuvent être comparés à ceux de la brûlure.

Mais, d'un côté, comme je l'ai dit, et j'y reviens parce que c'est d'une importance capitale pour le traitement, il faut faciliter le développement de la réaction pour arracher les parties à la mort, et restreindre les limites de la gangrène par tous les moyens stimulants et toniques; de l'autre, on n'a souvent pas assez de tous les antiphlogistiques connus, pour empêcher la réaction locale d'anéantir la vie dans les tissus, et la réaction générale de développer des phlegmasies internes mortelles.

C'est ce que l'on voit souvent dans les brûlures profondes ou étendues; c'est ce que l'on n'a pas vu sur tant de blessés atteints des congélations les plus graves.

Le moyen d'arrêter la gangrène par congélation, est de développer une inflammation réactionnelle locale; dans celle par brûlure, il faut l'éteindre.

Bornons-nous donc à reconnaître qu'il y a des rapports de similitude dans les caractères physiques des gangrènes confirmées de la congélation et de la brûlure; mais gardons-nous bien de croire qu'il n'y a pas de différence à établir entre ces deux maladies; cela conduirait à des conséquences dangereuses. Encore cette similitude n'est-elle pas complète sous tous les rapports; car, en particulier, le tissu inodulaire des cicatrices, au lieu de former des brides par son élongation dans un sens, et son retrait dans l'autre, comme après les brûlures, se borne à un simple retrait concentrique, et sans brides après les congélations. Aussi les difformités sont-elles bien moins importantes.

VII. — Accidents consécutifs.

Nous avons vu quelle fut la marche générale des effets de la congélation, marche le plus souvent uniforme, malgré la diversité d'intensité des résultats morbides; mais au milieu d'un encombrement pareil de blessés infectant l'atmosphère des exhalaisons putrides de leurs plaies gangréneuses, il était impossible, malgré tous les moyens de désinfection mis en usage, qu'il ne surgît des accidents de différente nature chez un certain nombre d'entr'eux. Je dis plus, je dis qu'il est remarquable de n'avoir pas vu apparaître, d'une manière générale et plus funeste, les accidents terribles qui déciment souvent les grands rassemblements de blessés.

Aussi, vit-on chez les sujets fortement débilités par une alimentation trop peu en rapport avec les exigences de leur constitution, par des atteintes fréquentes de fièvre où des séjours antérieurs à l'hôpital, une réaction trop impuissante, livrer l'organisme à de nouveaux désordres qui entravèrent et ralentirent beaucoup la marche de la guérison.

C'est ainsi que, dans la période d'élimination des eschares et de suppuration des plaies, quelques blessés furent pris de diarrhées atoniques assez rebelles et de dysenteries; que d'autres, mais en petit nombre, furent atteints de résorptions purulentes; que l'un d'eux, portant un coup de feu aux lombes, épuisé par une suppuration excessive, fut longtemps sous l'influence d'une fièvre de consomption; que des plaies vermeilles, à bourgeons vivaces, à suppuration abondante et crêmeuse, s'affaissèrent et se couvrirent d'une couche grisâtre, exhalant un pus de mauvaise nature et fétide, puis, dans l'espace d'une nuit, une cicatrisation presque complète disparaissait, emportée par la pourriture d'hôpital, en même temps que les fonctions prenaient un caractère d'insanité.

Quelques bronchites et une pneumonie furent la conséquence de refroidissements imprudents. Quelques nécroses externes, une angéioleucite suppurante, des phlegmons et trois cas de tétanos, furent les accidents les plus remarquables.

Il faut encore remarquer que les maladies concomitantes ont toujours retardé et même arrêté pour un temps le travail de réorganisation, en entretenant l'adynamie générale et l'impuissance locale On verra comment, sous leur influence, des parties d'abord soustraites à la mort furent prises plus tard de gangrène, par suite de la faiblesse générale et de la pression à laquelle le décubitus dorsal les soumettait depuis longtemps.

N'oublions pas de signaler le scorbut qui recula beaucoup le terme de la guérison chez ceux qui en furent atteints.

A coup sûr, l'époque où ces accidents se déclarèrent, la corrélation qu'ils montrèrent dans leur nature avec l'état plus ou moins anémique des malades, le traitement fortifiant qui enraya leur marche et les fit disparaître, toutes ces conditions ne permettent pas de les rattacher à un état phlogistique réactionnel de la congélation. Il faut reconnaître, au contraire, que l'adynamie et les circonstances morbides inséparables des grands rassemblements de malades en furent véritablement la cause.

En face de toutes les conditions défavorables qui faisaient craindrc de terribles revers, il faut bien attribuer à une médication active l'honneur d'avoir heureusement triomphé des accidents les plus formidables et d'avoir conservé à la patrie ses courageux défenseurs.

Les diarrhées rebelles furent arrêtées et les fonctions gastro-intestinales rétablies; l'énergie imprimée aux organes rendit aux plaies leur activité, à la membrane pyogénique sa sécrétion; de nouveaux bourgeons remplacèrent les détritus de la putréfaction et un nouveau tissu inodulaire vint fermer les plaies ; en tempérant l'irritabilité nerveuse, on calma ces douleurs intolérables que le contact de l'air et des objets de pansement éveillaient aux parties ulcérées, on évita la multiplication des cas de tétanos, et, s'il fallut se résigner à la perte du sujet de l'un des trois qui s'offrirent à mon observation, ce fut un grand bonheur d'arracher les deux autres à ses terribles conséquences.

Plusieurs fois la cicatrisation des plaies se ralentit, s'arrêta, rétrocéda même ; mais ce fut toujours une raison de plus pour redoubler d'énergie, et dans aucun cas on n'eut sujet de s'en repentir.

Aussi, lorsque je quittai au 19 mars, le service en chef de la chirurgie, pour reprendre celui de mon grade au corps, il n'était mort de mes 300 congelés environ, en dehors de ceux qui succombèrent en arrivant, que le sapeur aux quatre membres sphacélés et un tétanique. Aussi parmi les douze blessés que je laissai à mon successeur, blessés qui, il est vrai, furent des plus malades et dont quelques-uns inspiraient seuls quelques inquiétudes, après avoir résisté jusques là aux accidents les plus formidables, je suis fondé à croire que le dernier mot n'était pas dit pour ceux qui succombèrent plus tard, si on ne s'était livré sur eux à des opérations que leur état général contremandait et que je n'avais pas cru devoir pratiquer.

VIII.—Traitement.

On connait déjà le traitement qui fut mis en usage au début : frictions avec la neige sur les parties privées de mouvements et de sentiment, lotions tièdes ou cataplasmes demi-chauds, autres frictions avec l'alcool camphré, les spiritueux aromatiques et surtout l'huile camphrée, etc.,

Dans l'encombrement où nous étions, il fallait se borner aux moyens les plus appropriés et les plus faciles pour secourir tout le monde. Il est à regretter que dans le désordre d'un grand désastre, où chacun voit sa vie en péril et se trouve dans l'impossibilité de porter secours à son voisin, on n'ait pu frictionner avec la neige les parties qui furent prises les premières de congélation, car c'est alors même le moyen le plus efficace pour ranimer l'organisme en provoquant la réaction.

C'est un fait bien connu et dont l'expérience irrécusable ne permet à aucune supposition d'affaiblir la valeur. [1]

Une fois la circulation rétablie et la chaleur rappelée, l'huile camphrée avec la flanelle fut le topique le plus généralement appliqué et il eut une efficacité remarquable ; les frictions alcooliques furent réservées pour les membres œdématiés.

Une alimentation proportionnée à la débilité des malades et à leur puissance digestive, mais aussi réparatrice et fortifiante que possible ; du vin aromatique de cannelle composé, des boissons diaphorétiques et toniques furent le régime généralement employé.

Quant il le fallut, les fonctions intestinales furent favorisées par de légers minoratifs où de simples lavements ; de grands bains furent administrés dans quelques cas pour favoriser la détente des organes, mais avec réserve.

---

(1) En Russie, on ne manque jamais de frotter immédiatement les parties congelées avec la neige aussitôt qu'on en est averti et ce moyen vulgaire ne manque jamais son effet, au milieu même des causes persistantes de congélation.

Quand les eschares commencèrent à se détacher, on favorisa leur élimination par des fomentations de décoctions de quinquina ; on remédia à la fétidité par des lotions chlorurées, et, quand on dut craindre une phlogose trop active, elle fut réprimée par quelques cataplasmes ou d'autres émollients.

Bientôt on hâta la chute des eschares avec le bistouri ; on pansa les plaies légères non douloureuses avec du cérat simple; les grandes surfaces suppurantes qui étaient le siège d'une sensibilité exagérée furent couvertes de cérat opiacé ; celles qui paraissaient languissantes furent activées par le styrax; les bourgeons trop actifs furent réprimés avec le nitrate d'argent.

Des bandelettes taillées et enduites de digestif enceignaient les plaies, des compresses fenêtrées les recouvraient ensuite puis un simple gâteau de charpie mollette imbibée au besoin de décoction de quinquina ou d'eau chlorurée, une compresse et une bande convenablement appliquées achevaient le pansement.

La poudre de quinquina fut souvent directement employée sur les plaies indolentes ou dont la suppuration paraissait peu louable; on la recouvrait ensuite d'un cataplasme ou de compresses imbibées de la décoction de l'écorce péruvienne.

On fut souvent obligé de faire usage de tous ces moyens alternativement sur les mêmes blessés, de varier le mode de pansement et d'utiliser à propos le plus convenable.

Chez ceux menacés de résorption purulente, on rappela l'activité aux pieds par des digestifs puissants; là, où la pourriture d'hôpital se montra, la cautérisation et les antiseptiques, quinquina, charbon, chlore, etc., furent appliqués avec énergie.

Rien, en un mot, ne fut négligé pour entretenir les plaies dans ce moyen terme de vitalité, qui devait en hâter la cicatrisation.

Chez la plupart des blessés, l'alimentation fut portée aux trois quarts, mais on la maintint à la demie et elle fut même réduite au quart chez ceux qui, plus affaiblis, ne pouvaient supporter d'abord qu'une alimentation légère. Chez ceux-ci le vin de quinquina eut les effets avantageux les plus appréciables ; il contribua beaucoup à réveiller l'activité des plaies, en relevant la tonicité des organes. Il en fut de même des ferrugineux et de l'iodure de potassium qui furent quelquefois employés tour à tour et eurent leur part de succès sur les organisations fortement affaiblies par une longue débilitation, qu'augmentait une suppuration trop abondante et un séjour au lit extrêmement prolongé.

On conçoit qu'il faudrait décrire la maladie de chaque blessé pour indiquer la mesure et les proportions dans lesquelles chaque moyen fut appliqué, chaque remède fut administré.

Les dysenteries et diarrhées furent traitées par tous les moyens qui leur sont applicables ; mais l'opium et surtout le rathania, soit en potion, soit en lavement, furent les plus profitables. Les saignées eussent été nuisibles, on en fut très-sobre; dans les bronchites et les pneumonies, l'opium et les préparations antimoniales suffirent à les faire disparaître, après une seule évacuation sanguine. Dans l'angéioleucite il fallut, à cause de la fièvre, recourir aussi à la saignée, mais ensuite, les applications locales d'onguent mercuriel et de cataplasmes, une ponction évacuatrice du pus, aidées de quelques jours de diète, ramenèrent l'état le plus satisfaisant. Les phlegmons diffus cédèrent aux mêmes moyens.

Les résorptions purulentes furent combattues par le chlore et les autres moyens appropriés ; la pourriture d'hôpital par les toniques et les antiseptiques ; le tétanos, si redoutable, céda après de grands efforts à une médication des plus énergiques, dont l'opium à haute dose fut la base ; enfin l'état scorbutique fut dissipé par les moyens ordinaires.

En un mot, le traitement fut universellement tonique, tant à l'intérieur qu'à l'extérieur ; mais il varia dans le mode d'application et dans l'énergie de son emploi, suivant les conditions individuelles et accidentelles des blessés. Les émollients n'entrèrent en ligne que comme auxiliaires, soit pour modérer une inflammation locale, soit pour faciliter l'action tonique ou antiseptique d'autres topiques.

Dans un aussi grand nombre de plaies suppurantes en contact.

avec la putrescence gangréneuse, exposées aux modifications en tout genre qu'apportent les circonstances locales ou générales les plus variées, le mode de pansement, quoique basé sur des principes uniformes, fut souvent aussi différent et multiplié que les plaies elles-mêmes.

Ceci appartient exclusivement à la pratique et ne peut être indiqué que d'une manière générale ; mais il faut dire que la moindre négligence apportée dans la propreté des plaies et dans l'application manuelle du pansement, a quelquefois entravé la marche naturelle du travail réparateur.

Je rapporterai plus loin quelques observations particulières où il sera plus facile d'indiquer le traitement qui leur fut approprié; mais la chirurgie opérante eut aussi une grande part dans la guérison. Chaque fois que l'état général fut satisfaisant, que la mortification fut limitée par un sillon ulcératif plus ou moins profond, que la gangrène fut en voie d'élimination avancée, je n'hésitai pas à supprimer chirurgicalement les organes condamnés, depuis la simple désarticulation d'une phalange jusqu'à l'amputation de la jambe.

IX. — Amputations.

Voyons maintenant si, dans les cas de congélation, il est du devoir du chirurgien d'amputer un membre avant que la gangrène se soit limitée, alors même que des symptômes graves font redouter l'extension rapide de la mortification.

Voyons les conditions dans lesquelles l'amputation est réclamée et celles où il est permis de la faire avec toutes les chances de succès.

Voyons si, dans tous les cas, il n'est pas préférable de laisser à la nature le soin d'éliminer les parties gangrénées et de se borner à enlever celles-ci à mesure qu'elles sont séparées des parties vivantes par l'ulcération éliminatoire, plutôt que de pratiquer des opérations sanglantes au-delà des limites du mal, réservant ce dernier parti pour les cas exceptionnels.

Mais voyons avant tout la valeur des signes précurseurs de la gangrène.

Il peut paraître singulier que je vienne ici remettre en discussion un point de doctrine établi en précepte par les praticiens les plus éminents, mais on a, à propos des congélés du Bou-Thaleb, cherché à justifier des opérations malheureuses, faites prématurément, en établissant leur opportunité.

On s'est à ce sujet appuyé de grands noms pour établir en principe que : Dans le cas où, après congélation, une gangrène menace de s'étendre et d'envahir l'organisme, il est souvent avantageux d'amputer immédiatement, au-dessus du mal, sans attendre que la mortification soit parfaitement limitée.

On a invoqué l'exemple de MM. Larrey, Dupuytren, Velpeau, etc., sans dire dans quels cas exceptionnels ces grands chirurgiens avaient heureusement amputé des membres où la gangrène n'était pas limitée, sans dire dans quels cas ils ont établi qu'il est prudent de suivre cette pratique. Or, c'est lorsqu'une lésion traumatique est la cause de la gangrène.

Dans la congélation, il n'y a aucune cause traumatique primitive, il y a un état morbide de l'organisme agissant avec plus d'intensité aux extrémités qu'il frappe plus ou moins de mortification (1).

Je ne pense pas que l'opinion émise, à propos des congélations, sur l'opportunité de l'amputation, ait en rien modifié la manière de voir des praticiens ; mais il peut arriver que des jeunes chirurgiens, sans autre expérience que celle de leurs devanciers, se trouvent comme moi en présence d'un immense désastre, et, au milieu des accidents formidables qui les en-

(1) On voit dans le nord des congélations s'emparer exclusivement des extrémités sans altération générale ; mais les gangrènes qui en résultent n'ont aucune tendance à l'envahissement sur des organisations saines, et la réaction est des plus faciles à obtenir ; dans tous les cas, ces gangrènes ont la plus frappante analogie avec celles dites spontanées, et, comme celles-ci, elles ne peuvent être comprises dans les gangrènes de causes traumatiques ; comme celles-ci, elles réclament la temporisation.

tourent, se laissent entraîner à une pratique funeste. Il est donc important de ne laisser aucun doute sur les véritables principes qui doivent servir de règle dans les circonstances dont nous nous occupons.

Il me sera facile de prouver, qu'à la suite des congélations, il faut attendre que la gangrène soit parfaitement limitée, avant de pratiquer une amputation, dans les cas où on ne peut laisser entièrement à la nature les frais du travail d'élimination des parties mortifiées.

Nous avons vu que la gangrène par congélation a la plus grande analogie avec la gangrène spontanée. C'est une gangrène par cause générale, par cause interne, par arrêt de la circulation des extrémités au centre, sous l'influence d'une soustraction abondante de calorique, qu'occasionne un froid plus ou moins vif, plus ou moins prolongé et surtout un froid humide. En un mot, ce n'est pas une gangrène par cause traumatique, et, ici, il ne faut pas confondre une cause traumatique avec une cause externe; car le froid, qui est une cause externe, n'est qu'indirectement la cause de la gangrène, dont la congélation est la cause directe et ne peut, dans aucun cas, être considéré comme une cause traumatique.

Bien plus, les parties en apparence privées de vie au début, ne le sont pas physiologiquement; elles sont susceptibles de recouvrer leur force vitale en perdant cette inertie, en voyant se dissiper cette asphyxie momentanée qui constitue la congélation. Ce n'est que là où la réaction est impuissante que la gangrène se confirme.

L'action générale du froid a eu pour effet d'appauvrir le sang, avons-nous dit, et par suite les tissus se sont infiltrés et ramollis, et ont perdu leur énergie vitale. Aussi, au moment où la nature fait tous ses efforts pour rappeler la vie aux extrémités, la circulation gênée dans des vaisseaux inertes, dépose une plus grande quantité de sérosité dans les membres, qui deviennent fortement œdémateux.

C'est naturellement aux membres abdominaux que ces phénomènes furent le plus marqués, et on vit, dans les premiers jours, un empâtement considérable garder l'empreinte du doigt jusqu'au-dessus du genou ; on vit les pieds racornis, roides et décolorés, où déjà un peu infiltrés s'amollir, et, en même temps, se gonfler de sérosité et prendre une teinte plus ou moins livide sans chaleur aucune, sans aucun symptôme d'inflammation.

Ces phénomènes, portés chez quelques-uns au plus haut degré, étaient-ils des signes réels de mortification consommée, et menaçant l'existence par son envahissement rapide ? Evidemment non ; puisque chez tous ceux qui les offrirent, on les vit disparaître successivement sous l'influence du traitement, et que plus tard, la réaction établit la limite de la mortification aux extrémités des pieds seulement.

Quand il serait parfaitement démontré dans un cas que les membres infiltrés, et plus ou moins livides, sont inévitablement frappés de gangrène, serait-il permis d'affirmer que cette gangrène s'étendra fatalement à tout l'organisme, sans qu'aucun secours puisse l'arrêter ? Indubitablement, non ; indubitablement il y aurait toute raison de croire qu'il en serait autrement, et vingt cas de ce genre ont prouvé que la nature et le traitement reculent les limites de la mortification.

Enfin, quand il serait évident que la gangrène fait des progrès et menace l'existence, aurait-on raison de dire que rien ne peut l'arrêter, hormis l'amputation ? L'expérience a prouvé que non, d'une manière irréfragable ; car le fourrier du 3.ᵉ bataillon d'Afrique, qui fut amputé à la cuisse par mon collègue, dans ces circonstances, quoique n'offrant aucun trouble fonctionnel au moment de l'opération, mourut quinze ou dix-huit heures après, dans un état complet de décomposition putride. Tous les tissus étaient gorgés de sérosité noirâtre, et soulevés par des gaz fétides ; la peau était livide et offrait de larges plaques gangréneuses (1).

---

(1) Voir la *Relation médico-chirurgicale de l'expédition du Bou-Thaleb*. L'obligation où l'on fut, séance tenante, de réséquer le fémur, pour cause d'insuffisance du moignon, ne peut être considérée que comme cause aggravante.

Dailleurs, dans ces cas, on ne sait pas au juste où faire tomber le couteau pour trouver des parties saines ; à quelque hauteur que l'on pratique l'amputation, on rencontre des tissus infiltrés, flasques et décolorés, un écoulement abondant et en nappe de sang altéré, et les dispositions les plus favorables à la mortification ; car l'état morbide général n'est pas encore détruit, et cet état morbide, dû à l'altération du sang, est la cause de la gangrène.

Cette triste expérience ne fut pas renouvelée sur d'autres sujets dans les mêmes conditions, et désignés déjà pour subir l'amputation. Ceux-là furent sauvés et jouirent des bénéfices de la temporisation.

Il n'est pas juste d'insinuer que, chez le clairon du 2.ᵉ de ligne, qui fut amputé le 20 janvier, dix jours plus tard que le fourrier, la gangrène faisait des progrès rapides, comme chez ce dernier ; car, ici, les parties mortifiées étaient déjà détachées par l'ulcération, et, par leur élimination, mettaient chaque jour les os de plus en plus à découvert. Le délabrement s'étendait jusque vers les malléoles et menaçait de s'étendre encore. C'est qu'il y avait là une mortification profonde et que l'ulcération faisait des progrès en tous sens, creusait les chairs et disséquait les os ; mais, aussi, cette ulcération devait s'arrêter et elle posait une barrière contre tout envahissement réel de la gangrène entre les pieds et les jambes. Celles-ci n'étaient plus empâtées et gonflées par un œdème considérable, elles avaient acquis des conditions assez favorables pour recevoir le couteau, sans qu'on fût obligé de remonter aux cuisses, comme chez le fourrier.

Une gangrène envahissante s'étendant jusqu'à mi-jambe chez un malade de 16 jours eût été précédée d'une infiltration considérable de fluides et de gaz putrides qui n'eût pas permis d'amputer si près du mal, et je ne crains pas d'ajouter que, dans de telles conditions, une double amputation eût été promptement suivie de mort.

Ces faits, loin de prouver l'utilité d'amputer avant que les limites de la gangrène se soient parfaitement établies, combattent victorieusement un pareil précepte et sont une preuve de plus à l'appui des doctrines généralement admises.

Les faits cités par Ambroise Paré et Mauquest de La Motte ne sont-il pas aussi des preuves irrécusables des dangers de l'amputation avant que la gangrène par congélation ne soit limitée? Je ne sache pas que M. le baron Larrey qui, plus que tout autre, a été à même d'établir sur ce sujet une règle basée sur l'expérience et le savoir, je ne sache pas, dis-je, que cet illustre chef de la chirurgie militaire ait jamais amputé dans le cas qui nous occupe, et surtout qu'il ait conseillé de le faire.

Pour ne pas m'exposer à me tromper d'armes, en invoquant l'autorité des maîtres, je citerai ici un passage extrait des Eléments de médecine opératoire de M. Velpeau, à l'article *gangrène*. On y verra que les cas exceptionnels, où ces grands chirurgiens ont amputé, sans attendre la limitation de la gangrène, ne sont pas applicables à la gangrène par congélation.

« Pott, et avant lui Sharp, ont soutenu avec force qu'on doit toujours attendre que l'organisme ait arrêté les progrès de la mortification, en ait établi les limites, avant de songer à l'amputation ; sans cela, disent-ils, avec la majorité des chirurgiens de tous les temps, on s'expose à la voir gagner le moignon, à continuer de se propager du côté du tronc, à ne s'arrêter enfin qu'avec la vie du malade, et à pratiquer en pure perte une opération douloureuse. Cette manière, de voir fondée sur l'observation exacte des faits, doit être adoptée d'une manière générale, mais non absolue. MM. Larrey, Yvan, Lawrence, Dupuytren, Gouraud, Guthrie, Chaussier, qui, justifiant la conduite de M. Labesse de Nancy en pareil cas, ont très-bien établi la distinction à faire sur ce point : MM. Macdermott et Busch, qui en ont récemment rapporté plusieurs observations, et d'autres chirurgiens modernes, ont fait voir en effet qu'il est parfois prudent de suivre une conduite opposée, de pratiquer l'amputation avant que la gangrène ne soit bornée. Par exemple, lorsqu'une lésion traumatique est cause de l'accident, lorsqu'il dépend de la rupture d'une artère ou de la division de la veine et des nerfs principaux du membre, de l'étranglement mécanique de la partie, lorsqu'enfin la gangrène ne semble pas se rattacher à une lésion générale, à une cause interne ou cachée, on ne voit pas quels avantages peuvent résulter de la temporisation, etc. »

Il est donc bien évident que la congélation qui nous occupe, ayant été une cause générale de gangrène par l'atteinte qu'elle a portée à l'organisme, ne peut être assimilée aux lésions traumatiques locales et que, dans ces cas, l'amputation doit être ajournée jusqu'à la délimitation complète de la mortification par l'inflammation et même l'ulcération éliminatoire.

Ces principes de nos maîtres ont servi de règle à ma conduite et guidé mon inexpérience dans la pratique laborieuse et pénible d'un service chirurgical, dans lequel les cas de gangrène furent aussi nombreux que variés dans leur gravité. Mais, si les résultats heureux sont un enseignement pour l'avenir, les insuccès plus rares sont toujours une leçon plus frappante et je ne puis m'empêcher d'en citer ici un exemple bien pénible de ma pratique. Ce n'est pas pour combattre les exceptions à la temporisation que nous avons mentionnées, c'est pour montrer, qu'alors même, il y a des écueils qui rendent légitime la conduite des chirurgiens qui n'opéreraient pas une gangrène de cause traumatique avant qu'elle soit limitée.

Un ouvrier civil tombe d'un second étage et se fracture la jambe gauche ; l'extrémité inférieure du fragment supérieur du tibia a déchiré la peau et sort de six centimètres. On l'apporte en cet état à l'hôpital militaire, où les blessés civils sont reçus en Afrique. La fracture est irrégulière et dentelée ; elle siège au tiers inférieur de la jambe et le péroné est en outre fracturé au tiers supérieur. Après quelques efforts légers d'extension, je fais rentrer l'extrémité sortie du tibia et je réduis la fracture. Le blessé me supplie de lui conserver sa jambe. Malgré la gravité de la fracture, cette perspective me souriait, et, après avoir bien examiné l'état de la jambe, remarquant la possibilité d'obtenir une coaptation parfaite des fragments, j'espère sauver le membre et je me décide à employer tous les moyens d'y arriver.

Sur un lit, convenablement préparé avec une toile cirée formant un canal d'écoulement, je place le membre dans un appareil de Scultet, après avoir pansé la plaie. Des lacs extensifs tiennent le pied immobile à un point fixe, afin de pouvoir au besoin défaire l'appareil, sans déranger la position des parties. Un appareil à irrigation continue est établi et verse un filet d'eau, à la température ambiante, sur la jambe menacée d'une réaction inflammatoire foudroyante. Plusieurs saignées et quelques jours de diète arrêtent le développement de la fièvre traumatique. L'endroit où siège la fracture est peu douloureux, mais la nuit le pied éprouve des élancements insupportables qui empêchent tout sommeil, comme cela arrive fréquemment aux membres fracturés. Quelques tours de bande sont coupés pour relâcher le bandage et satisfaire le blessé qui lui attribue les élancements douloureux du pied.

Cependant, au cinquième jour, l'état général est très-satisfaisant ; pas de fièvre, léger appétit, douleur du pied tolérable. Je découvre la plaie et je la trouve en voie de cicatrisation avec un léger gonflement inflammatoire. C'était le cas de persister dans les irrigations d'eau froide. Les observations si intéressantes de l'heureuse pratique de M. Baudens dans des lésions traumatiques aussi graves, où les irrigations froides sont quelquefois maintenues pendant quinze jours, me traçaient naturellement la conduite à suivre. Je fis donc continuer l'écoulement d'un filet d'eau dont je diminuai seulement le calibre et modérai l'élan. Le bon état des parties m'y autorisait. Tout marche bien pendant plusieurs jours ; l'appétit est bon et le quart d'aliments est bien digéré ; le sommeil est paisible et la douleur du pied se fait de moins en moins sentir. Du dixième au onzième jour, le calme était devenu parfait et le malade se félicitait de ne plus éprouver de douleur ; mais il accusait moins d'appétit et avait la bouche mauvaise ; le pouls était plus lent et plus petit.

Ce dérangement dans la santé joint à l'absence si subite de tout sentiment douloureux dans la jambe, me surprit et éveilla singulièrement mon attention. J'avais fait cesser les irrigations

continues la veille, en maintenant seulement le bandage humide;
quelle ne fut pas ma surprise et ma douleur, en découvrant la
jambe, de reconnaître que la gangrène s'en était complètement
emparée. A coup sûr ce résultat n'était attendu de personne et
étonna ceux qui en furent témoins.

La peau était livide, l'épiderme, soulevé par de la sérosité
roussâtre, s'en laissait facilement enlever; quelques incisions profondes faites avec le bistouri laissèrent dégager des gaz et des
humeurs fétides et prouvèrent qu'il ne restait pas le moindre
germe de sensibilité. Un léger cercle rougeâtre irrégulier, mais
sans gonflement inflammatoire, traçait la limite de la gangrène
à cinq ou six centimètres au-dessous de la rotule ; au-dessus la
peau était normale et jouissait de la sensibilité. Malgré l'absence
d'inflammation éliminatoire, on pouvait croire parfaitement que la
gangrène ne s'étendait pas au-delà du cercle apparent de sa limite.

Quelle conduite tenir en pareil cas? Attendre que l'ulcération
vînt séparer le mort du vif? En présence d'un membre sphacélé si rapidement, par suite d'une cause traumatique, et menaçant d'altérer profondément la santé, avant que le travail
éliminatoire ne fût établi, je crus que c'était le cas, ou jamais,
d'amputer immédiatement. L'articulation fémoro-tibiale était
trop près des parties gangrénées non encore bien limitées, et,
malgré l'apparence saine de la peau, le mal pouvait bien s'étendre profondément plus haut. Je me décidai à amputer la cuisse
au tiers inférieur; ce que je fis sur l'heure.

L'opération marcha bien et les chairs parurent saines,
quoique légèrement infiltrées de sérosité. Ceci justifiait mon
choix, et l'ouverture nécroscopique de l'articulation fémoro-tibiale
en confirma la prudence ; car la capsule synoviale contenait un
verre de synovie séreuse et noirâtre, d'une odeur gangréneuse.
La dissection de la jambe ne me fit trouver aucune cause de sa
mortification, autre que la fracture. Les fragments étaient en
rapport mais baignés de fluides putrides; voilà tout.

J'avais tout lieu d'espérer un heureux résultat de l'amputation.
Pendant quelques jours, la réunion immédiate parut commencer

son travail et la santé générale de l'opéré se soutint. Mais bientôt une suppuration abondante s'établit dans le moignon, la cicatrice se rompit, les muscles se disséquèrent, le fémur se dénuda ; en même temps la santé s'altéra de plus en plus, la fièvre de résorption s'alluma et la mort survint huit jours après l'opération.

A quoi attribuer un résultat si funeste? L'autopsie ne me fit rien connaître que la dissection profonde et l'émaciation des muscles ; mais des traces de pus dans les poumons et les articulations expliquaient la mort par résorption purulente, sans rendre compte des désordres qui envahirent le moignon.

La temporisation eût-elle été préférable et eût-elle sauvé le blessé? Il est permis d'en douter et même de le nier; mais, ce fait montre que le précepte d'amputer quelquefois dans les gangrènes par causes traumatiques, avant que le travail éliminatoire n'ait séparé les parties mortes, mérite de sérieuses réflexions avant d'être mis en pratique.

Revenons aux gangrènes par congélation et voyons maintenant quand il convient de recourir à l'amputation, et s'il n'est pas plus convenable de laisser toujours la nature se charger du travail réparateur.

Nous avons prouvé d'une manière péremptoire qu'il faut toujours attendre pour amputer, que la nature ait séparé les parties gangrénées, par une barrière qui porte obstacle à l'envahissement de la mortification. Je dis, maintenant, que l'on peut toujours espérer sauver un membre dont les extrémités sont mortifiées par suite de la réaction incomplète qui succède à l'asphyxie causée par la congélation ; qu'il est impossible de connaître exactement l'étendue des désordres, avant que l'ulcération n'ait complètement détaché les parties mortes ; qu'alors souvent l'activité végétative répare plus ou moins les pertes et diminue l'étendue des parties à sacrifier.

Je dis que le travail d'élimination est moins compromettant pour le malade que l'opération sanglante ; que celle-ci est d'autant plus grave, quant aux chances de succès, qu'elle est faite à un terme plus rapproché , parce que les tissus adjacents à la gangrène ont une grande tendance à suppurer et ne permettent pas d'obtenir une réunion immédiate ; qu'à cause de cette raison , quand le délabrement des parties exige l'amputation du membre , elle a d'autant plus de chances de succès qu'elle est faite plus loin du mal.

Je dis, enfin , qu'il faut recourir à l'amputation, alors que la gangrène est parfaitement limitée et qu'on ne peut raisonnablement espérer conserver le membre ; que , dans les autres cas , il faut laisser agir la nature et se contenter d'un travail réparateur plus ou moins irrégulier, plutôt que de recourir à une opération sanglante ; mais qu'il faut faciliter et activer ce travail en enlevant, dans la limite du mal, toutes les parties destinées à être éliminées , aussitôt que l'ulcération les a suffisamment détachées du membre.

On ne se serait pas exposé à faire deux opérations sur le même membre, si l'on avait toujours attendu que les tissus fussent en état de supporter la première et de se réunir sans suppuration ; où plutôt , si on s'était toujours borné à enlever dans la limite de l'ulcération les parties gangrénées. On se serait aussi moins exposé, en agissant ainsi, aux accidents de résorption et autres non moins graves, car l'ulcère éliminatoire est un obstacle plus puissant à l'absorption ou à l'inflammation des radicules veineuses que la plaie que fait l'instrument tranchant. On obtient ainsi, il est vrai, une cicatrice plus irrégulière , mais cet inconvénient est bien compensé par l'innocuité du travail réparateur.

Je ne saurais trop m'élever, en outre, contre les dangers de toute opération, faite après guérison, dans le but d'enlever quelques parties un peu déformées , telles que phalanges légèrement incurvées, pour y substituer un moignon plus court, mais plus régulier. Toutes les tentatives de ce genre dont j'ai pu observer les résultats, ont été suivies d'accidents plus ou moins funestes.

Ainsi, contrairement à l'opinion des partisans de l'amputation, dans le but de débarrasser les malades des membres gangrénés, aussitôt que la mortification est limitée par un cercle inflammatoire, les faits si nombreux que m'ont offert les congelés sont tous en faveur de la doctrine soutenue par MM. Bérard et Denonvilliers. Je ne répéterai pas les objections que ces savants praticiens ont opposées au système de la non temporisation, pour faire valoir les avantages de l'abandon aux efforts de la nature. Je dirai seulement que l'amputation renferme en elle-même des éléments de gravité tels, qu'ils surpassent tous ceux qui résultent de l'élimination naturelle des parties gangrénées.

La chirurgie conservatrice a fait dans ces derniers temps des progrès dont les résultats sont si avantageux pour l'humanité que, quelle que soit l'habileté opératoire du chirurgien, il mettra désormais toute sa gloire à épargner aux malades des souffrances inutiles et souvent désastreuses.

Pour mon compte, j'ai eu à me repentir de m'être laissé entraîner, par mon désir de sauver un malheureux d'une mort certaine, à accroître ses souffrances, sans prolonger ses jours. Je citerai ce fait pour l'édification commune, je le citerai, pour apprendre à mes collègues que mieux vaut assister passivement à une mort inévitable, que de contribuer à rendre les derniers moments plus pénibles, pour une chance illusoire de guérison.

Un voltigeur du 36e de ligne reçut à la cuisse, aux Béni-Djaad, un coup de feu qui lui fractura comminutivement le col du fémur. Il refusa obstinément l'amputation et fut envoyé en cacolet à l'hôpital militaire de Sétif, où il arriva le quinzième jour de sa blessure. Un foyer immense de suppuration s'était formé et le malheureux était dans un état d'épuisement facile à comprendre. On sentait que le fémur était broyé en esquilles nombreuses. La vie ne devait par tarder à s'éteindre; je consultai mes collègues, qui, sans se faire illusion, penchaient à considérer la désarticulation coxo-fémorale comme une chance ultime de salut: je vainquis mes doutes et ma répugnance et j'amputai dans l'article, le seizième jour de l'accident.

Les chirurgiens qui ont pratiqué cette horrible mutilation sur le vivant, savent toutes les difficultés que l'on éprouve à désarticuler la tête fémorale quand son col est broyé, que le corps du fémur tombe et qu'il ne reste aucune prise, pour la faire mouvoir et l'écarter convenablement du fond de la cavité cotyloïde, où il faut aller couper le ligament interne.

J'avais suivi le procédé de M. Baudens, mais l'opération fut laborieuse, et quand le lambeau antérieur, recouvrant suffisamment la vaste surface saignante, fut appliqué sur la fesse et retenu par quelques points de suture, offrant ainsi un moignon parfait ; quand le pansement fut achevé, le blessé, qui n'avait pas dit un mot et qui avait perdu peu de sang, eut à peine le temps d'être reporté dans son lit, où il expira bientôt. L'influx nerveux lui avait manqué.

Quand aucun obstacle n'aurait prolongé l'opération, la mort n'eût pas été moins prompte; car, une pareille mutilation, aurait épuisé des forces bien supérieures à celles d'un moribond.

Ainsi, pour me résumer, il faut laisser à la nature, dans les gangrènes par congélation, le soin de réparer ses désastres, éviter les opérations sanglantes, autant que possible, et se borner à enlever les parties sphacélées, quand la nature les à déjà séparées par un profond sillon. On peut enlever alors par la scie les têtes osseuses trop exubérantes; mais, quand ce sont des os d'un petit volume, la nécrose s'en charge avec tout autant de succès.

J'ai dit plus haut la conduite que doit tenir le chirurgien pour seconder les efforts de la nature. Je ne me donnerai pas ici le plaisir facile, mais bien vain, d'énumérer les opérations dont je n'ai pu épargner les souffrances à mes malades ; car, je crois avoir plus fait, en évitant un plus grand nombre de mutilations superflues et si pénibles à subir. Quant aux procédés que j'ai suivis, ils ont été ceux des maîtres de l'art, et j'éviterai de donner une nouvelle édition tronquée des principes généraux qui doivent guider l'opérateur et que tout le monde connait.

OBSERVATIONS.

Je ne puis rapporter ici tous les faits, si nombreux et si variés, qui se présentèrent à mon observation ; mais, laissant de côté tous ceux qui suivirent une marche régulière et prompte, je vais en choisir quelques-uns qui offrirent des particularités intéressantes, dans leur nature et dans les accidents qui en entravèrent le cours, et les analyser rapidement. Ces faits sont aussi ceux dont je retrouve les détails les plus circonstanciés dans mes notes et dont j'ai conservé le souvenir le plus exact, à cause de l'intérêt tout particulier que la longueur ou la gravité de la maladie m'inspira pour ces malheureux blessés, la guérison des autres ayant reporté sur eux toute ma sollicitude.

Malheureusement, plusieurs de ces observations sont incomplètes au dénouement, parce que, contraint de livrer mes derniers malades à d'autres mains, avant leur entière guérison, pour prendre le service d'une ambulance et d'une colonne, je n'ai pu que les revoir une fois; et il ne m'a pas été permis d'en retrouver les traces au retour d'une expédition de quatre mois. Néanmoins, ces observations offriront encore le plus grand intérêt parce qu'elles sont des exemples des ressources immenses que la nature et la thérapeutique offrent au chirurgien patient, dans les quelques cas où des accidents graves sont venus compliquer des lésions d'abord comparativement légères ; parce qu'elles prouvent que la chirurgie opérante est souvent le pire des remèdes, quand elle exige de l'organisme de nouvelles forces, chez les individus épuisés par une longue maladie; et qu'il vaut mieux respecter quelques difformités, en définitive peu gênantes, que de se donner la triste gloire d'opérations fatales aux blessés. On y verra aussi les résultats heureux de la temporisation, même dans les cas les plus graves

PREMIÈRE OBSERVATION.

Congélation des mains et des pieds; gangrène des orteils du côté droit; désarticulation générale de ces orteils après limitation de la gangrène; guérison.

D..., du 61.ᵉ, est entré à l'hôpital le 9 janvier, après être resté cinq jours dans les douars. Il offre une grande prostration et a les pieds et les mains gelés. Après quelques jours de frictions avec l'huile camphrée, sous l'influence du régime, les mains recouvrent la sensibilité et perdent leur raideur; puis, elles reviennent bientôt à l'état normal après avoir subi l'exfoliation de l'épiderme.

Le pied gauche se rétablit de la même manière; mais, au pied droit, le rappel de la vie s'arrête aux orteils qui, pris de gangrène, noircissent et s'escharifient en même temps que les jambes deviennent œdémateuses. Un gonflement inflammatoire bientôt suivi d'ulcération circonférique s'établit et sépare les orteils des parties vivantes.

Le blessé est d'abord mis à la demie, puis aux trois quarts de portion; il supporte parfaitement l'alimentation qu'il ne trouve jamais assez copieuse; il prend des tisanes diaphorétiques et du vin de cannelle. Les pansements sont simples.

Sous l'influence du traitement, la constitution se raffermit de jour en jour. L'inflammation locale est maintenue dans de justes limites, et l'ulcération éliminatoire est favorisée par des lotions chlorurées qui empêchent le séjour et l'action fâcheuse du pus fétide des tissus putréfiés. Dès-lors le vin de cannelle est remplacé par celui de quinquina.

Lorsque l'ulcération s'est étendue suffisamment, qu'elle offre un bon aspect, que la suppuration est abondante et de bonne nature, vers la fin de janvier, je pratique l'amputation générale des orteils dans l'article ; mais, comme l'ulcération s'étend jusqu'aux commissures, et que je crains de n'avoir pas assez de lambeaux pour recouvrir les métatarsiens, je la respecte et je la comprends dans les lambeaux dont les bords sont ainsi ulcérés. Néanmoins, ils sont tenus rapprochés par une bande circulaire médiocrement serrée, et l'application convenable d'une compresse longuette qui recouvre un linge fenestré enduit de styrax et un gâteau de charpie.

Les plaies bourgeonnent et fournissent un pus louable, les chairs se réunissent aux extrémités et recouvrent les métatarsiens, la cicatrisation commence à la périphérie et poursuit sa marche concentrique.

Tout ce travail réparateur et consolidateur s'est fait très-lentement. Une fois il est entravé par l'apparition d'une diarrhée accompagnée de fièvre ; la suppuration a diminué, la plaie est moins vermeille ; mais, l'alimentation réduite quelques jours au quart en faisant choix d'aliments convenables, les lavements de décoction de ratanhia, l'administration du quinquina, font disparaître rapidement ces accidents, et la plaie reprend sa marche progressive, en même temps que les trois quarts sont rendus.

Dans les premiers jours de mars, bronchite qui cède aux moyens ordinaires.

Enfin la santé se consolide de nouveau, une bonne cicatrice recouvre le moignon, et au 20 mars D.... s'essayait depuis huit jours à marcher.

DEUXIÈME OBSERVATION.

Congélation; racornissement et mortification apparente des deux pieds; temporisation; retour à la vie du pied gauche; gangrène limitée au bord interne du pied droit; conservation du membre.

C.... du 61.ᵉ, est aussi entré le 9 à l'hôpital, après être resté depuis la journée du 4 exposé dans les tribus à la continuité du froid.

Outre l'engourdissement général qui a en partie cédé aux premiers soins, les jambes sont œdémateuses, les pieds insensibles et roides offrent la dureté et la résonnance du bois mort, avec décoloration de la peau.

Malgré ses souffrances prolongées, ce malade, d'une constitution antérieure assez bonne, supporte parfaitement une alimentation substantielle, et digère les trois-quarts avec vin ; tisane diaphorétique, vin de quinquina.

Néanmoins, la faiblesse est considérable ; mais, la réaction s'étant opérée et les effets de la congélation s'étant concentrés aux pieds, ceux-ci sont frictionnés avec l'huile camphrée et recouverts de flanelle. Des frictions aromatiques sont faites conjointement sur les jambes.

Les pieds, qui paraissent atteints de gangrène sèche, n'ont subi en réalité qu'un léger racornissement, et, après quelques jours de traitement, la sensibilité s'y fait sentir et s'y traduit par quelques fourmillements. En même temps l'articulation tibio-tarsienne reprend sa souplesse.

Cet heureux changement fut une raison de plus pour persister dans l'expectative, et bientôt cette dureté ligneuse fit place à un simple empâtement des chairs ; la sensibilité interne devint vive et s'étendit jusque dans les orteils ; l'épiderme seul se racornit jusqu'à sa complète desquammation.

Cependant cette apparente mortification, complètement dissipée au pied gauche, prit tous les caractères de la gangrène à la face plantaire interne du pied droit, où une vaste eschare se forma. Un léger gonflement inflammatoire la circonscrivit, et l'ulcération ne tarda pas à commencer son travail d'élimination.

Il avait fallu près d'un mois pour en arriver là et relever la constitution affaiblie. Des cataplasmes et des lotions chlorurées facilitèrent le travail en même temps que le régime interne fut continué.

Cette vaste plaie, une fois découverte, présente de profonds sillons qui s'étendent jusqu'aux os, entre les muscles disséqués; le derme a disparu, mais les bourgeons réparateurs se montrent nombreux et pleins de vie, sous l'influence des pansements avec le styrax et des lotions chlorurées.

L'ulcération, qui avait aussi pris de l'extension en largeur, commence enfin son travail de cicatrisation à la périphérie, et les sillons se comblent peu à peu.

Mais une sensibilité exagérée des bourgeons occasionne des douleurs intolérables, et le pansement est difficile à supporter. Le styrax est remplacé par le cérat opiacé, et quelques cataplasmes tempèrent l'activité des bourgeons sans gêner le travail cicatriciel, qui poursuit sa marche concentrique avec une extrême lenteur.

Cependant la constitution du blessé s'est rétablie, la guérison arrive sans entraves, et le 20 mars, il ne restait plus qu'un point central que quelques jours allaient suffire à cicatriser.

Voilà un exemple frappant des bienfaits de la temporisation, et d'un traitement tonique et réparateur.

TROISIÈME OBSERVATION.

Congélation générale, racornissement des pieds qui offrent la dureté et la résonnance du bois mort; accroissement apparent de la mortification; temporisation; retour à la vitalité et limitation définitive de la gangrène à des parties peu étendues des deux pieds.

Voici un fait semblable, mais ayant offert en tous points plus de gravité ; si j'avais dit au début qu'une double amputation des jambes ne serait pas pratiquée, aucun des témoins n'eût voulu le croire, et, moi-même, j'étais presque convaincu de la nécessité de cette opération ; mais je ne crus devoir y recourir qu'alors que la gangrène serait bien limitée et, par suite de cette temporisation, j'en fut dispensé.

P... du 3.me chasseurs d'Afrique, est entré à l'hôpital le 4 janvier au soir. Il était dans un état d'engourdissement très-prononcé et avait eu la plus grande peine à arriver jusqu'au village St.-Antoine, où il s'était affaissé, exténué par la privation de nourriture et réduit à l'impuissance par l'action du froid. Ne pouvant se tenir à cheval, il avait dû marcher à pied. Sa peau est cyanosée, les membres sont raides et les extrémités insensibles.

On frictionne le malade avec la neige, puis on l'enveloppe de couverture et on lui fait prendre un potage et un peu de vin.

Le lendemain, la réaction s'est opérée, la cyanose a disparu, la châleur revient à la superficie ; mais il y a une grande prostration ; les jambes s'œdématient, les mains sont encore raides, insensibles et rudes ; les pieds offrent ces symptômes au plus haut degré, ils ont la dureté et la résonnance du bois mort et sont comme racornis ; on les croirait ankylosés tant les articulations sont inflexibles ; la peau est décolorée et blanchâtre.

On fait des frictions sur toutes les parties congelées et on couvre les mains de cataplasmes.

Les fonctions digestives paraissent en bon état ; le malade mange la demie avec boisson diaphorétique et vin de cannelle.

Les jours suivants la sensibilité et la souplesse reviennent aux mains ; mais aux pieds , la raideur, la dureté et l'insensibilité persistent sans changement sensible , l'œdème des jambes est plus prononcé et s'étend jusqu'aux genoux.

Le même traitement est continué, mais aux pieds et aux mains les frictions sont faites avec l'huile camphrée et la flanelle.

Bientôt cet apparent accroissement de la mortification prend un caractère rétrograde ; les forces du malade sont relevées ; des fourmillements se font sentir aux mains jusqu'à l'extrémité des doigts et le travail d'exfoliation se prépare ; aux jambes l'œdème diminue ; l'articulation tibio-tarsienne reprend sa souplesse, des fourmillements annoncent le retour de la sensibilité avec la vie dans les pieds , qui perdent leur dureté jusqu'aux orteils, où elle persiste plus longtemps.

Cependant, tous ces progrès marchent lentement et ce n'est que vers le 20 janvier qu'un commencement d'inflammation vient marquer les points dont la gangrène s'est définitivement emparée. Cette inflammation, traduite par un cercle légèrement gonflé et rougeâtre, a besoin d'être activée par des applications de décoction de quinquina pour être portée jusqu'à l'ulcération , qui commence enfin son travail éliminateur, dans les derniers jours du mois.

Les eschares, qui s'étendent à la face plantaire des deux pieds, depuis son milieu jusqu'à l'extrémité des orteils et comprennent le tissu cutané , commencent bientôt à se détacher.

Les mêmes moyens, les mêmes pansements sont employés que dans le cas précédent ; mais, après la chute de l'eschare, tout le tissu cellulaire inter-musculaire a été emporté, de profonds sillons creusent les muscles jusqu'aux os et les extrémités métatarsiennes et phalangiennes sont découvertes, ainsi que les tendons.

Cependant des bourgeons nombreux s'élèvent de toute part ; mais la suppuration , quoique de bonne nature, épuise le malade par son abondance et entretient son état de faiblesse.

Les plaies, d'une sensibilité exagérée, causent des douleurs qui s'exaspèrent la nuit et ne laissent plus de repos ; le cérat opiacé, les cataplasmes et l'opium modèrent autant que possible ces accidents et, quoique l'appétit soit moins vif, l'état général se soutient.

Je me trouvais en présence de plaies où les extrémités métatarso-phalangiennes étaient fortement compromises et, plusieurs cas de tétanos régnant, me faisaient craindre l'apparition de ses redoutables symptômes. La question d'amputation se présentait de nouveau ; mais les pieds étaient encore gonflés de fluides qui rendaient les résultats dangereux ; si on opérait à l'articulation tarso-métatarsienne, c'était une nouvelle plaie ajoutée à celle de la plante dans un moment où celle-ci était bien suffisante. Quant à amputer au lieu d'élection, c'était perdre le fruit de nos peines et de nos souffrances et les accidents de l'amputation n'étaient-ils pas aussi à craindre que ceux de la maladie elle-même ?

Malgré les insinuations qui bourdonnaient autour de moi, considérant d'ailleurs le bon état du malade, je temporisai encore et, à l'aide des moyens dont j'ai parlé ; en prenant les plus grandes précautions pour ne pas laisser les plaies au contact de l'air pendant les pansements, en adjoignant quelques minoratifs pour entretenir la liberté du ventre et quelques bains, j'eus le plaisir de voir bientôt les sillons se combler et les os se recouvrir.

Mais le gros orteil droit resta sphacélé et en dehors du travail réparateur. J'en fis l'amputation dans l'articulation métatarso-phalangienne. Il en fut de même de toutes les phalangettes du pied gauche que j'enlevai également.

J'aurais préféré amputer toutes les phalanges, parce qu'elles restèrent un peu incurvées ; mais c'était remettre le malade, qui avait tant souffert, dans la position périlleuse d'un nouvel opéré, tandis que quelques jours suffirent pour achever la cicatrisation et avec elle la guérison.

Au 20 mars, le blessé était complètement rétabli et s'exerçait à marcher

QUATRIÈME OBSERVATION.

Congélation ; racornissement des pieds ; gangrène des phalangettes des gros orteils ; ouverture et dénudation de l'articulation métatarso-phalangienne du gros orteil droit ; guérison.

A..., du 3.me chasseurs, est entré à l'hôpital le 4 janvier dans un état d'épuisement et d'engourdissement général. Les pieds sont raides et insensibles, les orteils durs et résonnants comme du bois sec.

Comme tous ceux qui arrivèrent le 4, A... avait marché trente-six heures dans la neige, sous un vent du nord impétueux et sans nourriture ; comme eux, il reçoit les premiers secours et, le lendemain, il est mis à la demie et au vin de cannelle, plus tard remplacé par celui de quinquina, les frictions avec la flanelle et l'huile camphrée sont journellement faites aux pieds.

Au bout d'une huitaine de jours la sensibilité était revenue, excepté aux gros orteils, dont les extrémités gangrénées ne tardèrent pas à se séparer de la base par un cercle d'ulcération éliminatoire.

On fit alors des pansements simples avec des lotions chlorurées, pendant quelques jours, et, pour hâter le travail, j'enlevai les dernières phalanges dans l'article, respectant les premières pour obtenir une difformité moins incommode, convaincu qu'elles se recouvriraient suffisamment.

L'ulcération s'était étendue à la périphérie jusqu'au-delà des commissures ; on fit des lotions avec la décoction de quinquina et on pansa avec le styrax. Le malade mangeait les trois quarts ; vin de quinquina, limonade.

Les plaies étaient vermeilles, donnaient une bonne suppuration, et les bourgeons charnus recouvraient déjà les têtes des premières phalanges ; mais, deux fois, leur aspect devint grisàtre et la suppuration prit un mauvais caractère et une odeur fétide.

La poudre de quinquina pour saupoudrer les plaies fut ajoutée au pansement ainsi que des compresses imbibées de sa décoction.

A l'aide de ces moyens, les surfaces suppurantes reprirent chaque fois les caractères normaux des plaies de bonne nature et, l'alimentation, temporairement réduite à cause du mouvement fébrile concomitant, put être ramenée aux trois quarts.

Les bourgeons se développèrent ensuite avec tant d'activité qu'ils recouvrirent l'extrémité des phalanges en forme de chou-fleurs; des cautérisations journalières réprimèrent cette suractivité végétative et, vers la fin de février, la cicatrisation était achevée et formait un moignon convenable.

Tout allait bien lorsque, quelques jours plus tard, il se développa, à la base du gros orteil droit, une inflammation phlegmoneuse circonscrite qui ne tarda pas à s'ulcérer, et il s'en écoula une petite quantité d'un pus séreux. L'articulation métatarso-phalangienne devenue mobile était évidemment attaquée de nécrose. L'inflammation s'étendit ensuite à l'articulation voisine où il se forma un nouveau point d'ulcération; les accidents marchèrent malgré les agents émollients dont on entourait les parties enflammées. Le stylet pénétrait dans les articulations métatarso-phalangiennes, sans rencontrer de parties osseuses dénudées, dans les premiers jours; mais bientôt il donna la sensation de fragments osseux détachés.

Ces parties nécrosées furent éliminées, l'inflammation disparut et les articulations se consolidèrent.

La santé générale du malade n'avait pas été modifiée, il avait continué à manger les trois quarts avec appétit et, au 20 mars, il n'avait plus qu'un point fistuleux qui paraissait devoir ne pas tarder à se fermer. Je pus considérer la guérison comme achevée.

CINQUIÈME OBSERVATION.

Congélation; racornissement des mains et des pieds; retour à la vie de ces parties, à l'exception des orteils du pied gauche; désarticulation de ces orteils; nécrose de la tête du premier métatarsien;ouverture de l'articulation métatarso-phalangienne du gros orteil droit.

Voici un autre cas non moins curieux de nécrose survenue en dehors des limites ultimes de la gangrène et dans l'intérieur d'organes conservés à la vie. Il prouve combien la congélation était profonde et menaçait les parties de ses mortelles atteintes; il montre toutes les ressources de la nature quand on lui laisse le temps d'agir et qu'on se borne à favoriser son action réparatrice et à diriger ses efforts.

B..., du 43.ᵐᵉ, est entré à l'hôpital le 9 janvier, arrivant des douars. La réaction des premiers effets de la congélation est déjà opérée chez lui et il a, comme ses camarades, vécu depuis plusieurs jours des secours du chef Messaoud. Cependant il est encore sous l'empire d'une grande prostration.

Les mains et les pieds sont raides, durs, racornis, insensibles. On les frictionne avec l'huile camphrée et la flanelle ; demie, vin, limonade et vin de quinquina.

Les mains recouvrent leur sensibilité et en sont quittes pour subir la desquammation. Les pieds aussi reprennent de la souplesse et de la flexibilité ; l'œdème des jambes, d'abord stationnaire, diminue peu à peu et se montre aux pieds où l'abord du sang ramène la sensibilité. Mais, au pied gauche, les orteils restent frappés de gangrène et, à mesure que les forces du malade reviennent, l'ulcération éliminatoire trace son sillon à la limite des commissures.

J'ampute alors tous les orteils dans l'articulation métatarsophalangienne en respectant les parties ulcérées dont je fais mes lambeaux.

Le malade mange les trois quarts et prend toujours du vin de quinquina ; la plaie est vermeille, la suppuration abondante et louable ; les bourgeons recouvrent les extrémités des métatarsiens, moins l'interne dont la tête est trop volumineuse.

Le travail réparateur marchant bien et la cicatrisation s'étendant sur le moignon, il restait à scier la tête du premier métatarsien ; mais je crains de rouvrir la plaie et de retarder la guérison qui s'achève à la fin de février ; la tête métatarsienne s'est nécrosée et il a suffi de l'enlever avec des pinces pour voir le corps de l'os se recouvrir, comme ses voisins, d'une bonne cicatrice, suffisamment soutenue par un tissu cellulaire sous-cicatriciel.

Au pied droit, les résultats avaient été encore plus heureux puisqu'il n'avait fallu enlever que la phalangette du gros orteil.

Tout allait bien et le blessé commençait à marcher lorsque, dans les premiers jours de mars, il se déclara une inflammation phlegmoneuse à la base du gros orteil de ce pied droit. Il s'y forma un petit abcès dont le pus se fit jour par un point d'ulcération : L'articulation métatarso-phalangienne était assez mobile et laissait pénétrer un stylet qui donnait la sensation d'esquilles d'os nécrosés. Fallait-il pratiquer une amputation qui comprît la tête du premier métatarsien, ou laisser, comme dans le cas précédent, la nature effectuer elle-même la guérison ? Opérer c'était soumettre à de nouvelles souffrances et aux tourments d'une cicatrisation qui pouvait être longue, un malade encore languissant et faible, malgré l'état satisfaisant des organes et des fonctions. Attendre comme chez A... me paraissait plus sage.

Quand j'ai quitté le service au 20 mars, l'articulation s'était débarrassée de ses fragments d'os nécrosés, mais la fistule suppurait encore et l'articulation était très-mobile.

Malheureusement je ne l'ai plus revu et n'ai pu en avoir de nouvelles.

SIXIÈME OBSERVATION.

Congélation ; eschare gangréneuse à l'orteil gauche ; angéioleucite consécutive et phlegmon diffus.

B..., du 3.me chasseurs d'Afrique, est arrivé le 5 à l'hôpital, ayant marché à pied et traîné son cheval par la bride. D'un tempérament fort et vigoureux, il était cependant dans le plus grand état d'épuisement, quoi qu'il eût mangé un peu de biscuit.

Le mouvement réactionnel qui suit les premiers effets de la congélation s'est opéré, et, quoi qu'il y ait encore de l'engourdissement général, c'est principalement aux pieds et aux mains qu'il est le plus marqué, avec accompagnement de roideur, de sécheresse et d'insensibilité. Demie, vin, frictions avec l'huile camphrée, vin de cannelle, etc.

Sous l'influence de l'alimentation, des toniques généreux et des topiques locaux, les forces se relèvent et les extrémités reprennent leurs fonctions et leur sensibilité. Les mains et les pieds voient l'épiderme durci prêt à se détacher et le gros orteil gauche offre seul à son extrémité plantaire une eschare superficielle.

La continuation du régime et des pansements ordinaires devait conduire à la guérison comme chez la plupart de nos blessés ; mais la jambe gorgée de fluides ne se hâtait pas de reprendre cette sécheresse qui caractérise l'état sain ; elle restait stationnaire. L'eschare allait tomber et la plaie n'offrait rien d'anormal, quand, tout-à-coup, vers la fin de janvier, l'appétit se perd, la fièvre s'allume et des stries rougeâtres se montrent à la partie interne de la cuisse droite.

Diète, saignée, frictions mercurielles et cataplasmes, limonade.

Le lendemain la cuisse est tuméfiée et les stries rougeâtres sont plus prononcées et plus nombreuses. Nouvelle saignée, continuation des frictions.

Le caillot des saignées est peu volumineux et d'une consistance médiocre, mais il est recouvert d'une couenne assez épaisse.

Cependant le pouls, d'abord fréquent et dur, devient dépressible et moins fréquent ; la langue est toujours saburrale, sans rougeur à son limbe ; la fièvre est légère et la prostration considérable.

On ne renouvelle plus la saignée et on se borne aux frictions mercurielles avec cataplasmes, et à l'administration des sels neutres. Limonade nitrée.

Les stries rougeâtres se confondent et donnent à la partie interne de la cuisse un aspect érysipélateux ; mais l'inflammation paraît tombée, car il n'y a plus ni chaleur ni douleur, et la fièvre a disparu.

Cet état dure huit jours sans changement ; alors la fièvre se rallume, quoiqu'avec moins d'intensité, et un phlegmon diffus se déclare à la jambe.

J'avais accordé quelques potages ; il faut les supprimer, insister sur les évacuants légers et reporter les frictions mercurielles et les cataplasmes sur la jambe, où la fluctuation ne tarde pas à devenir sensible au toucher.

Je pratique parallèlement deux larges et profondes incisions d'où il s'écoule, pendant plusieurs jours, une grande quantité de pus entraînant avec lui des lambeaux de tissu cellulaire gangréné.

Les accidents inflammatoires disparaissent, la fièvre tombe et la cicatrisation des deux incisions commence à s'opérer, en même temps qu'il est permis de se relâcher de la sévérité de la diète.

L'état général du malade, considérablement affaibli, se relève peu à peu, et digère bien quelques aliments.

La tension et la rougeur de la cuisse avaient disparu ; il ne restait plus qu'une petite tumeur molle à sa partie interne et au tiers supérieur, sur le trajet des lymphatiques auxquels elle paraissait appartenir. J'y pratique une ponction, et il s'en écoule, au moyen de pressions faites de bas en haut avec la main, environ 250 grammes de lymphe purulente. Le jour suivant, on fait encore sortir un peu de pus ; mais, depuis ce moment, tous les accidents disparaissent.

Depuis l'ouverture du phlegmon, il s'était déclaré une diarrhée, en vain combattue par les émollients anodinés, qui céda au ratanhia ; il avait fallu soutenir l'organisme et combattre les chances de résorption par le quinquina en potion, par les lotions chlorurées. C'est à l'aide de ces moyens que l'on parvint à dompter tous les accidents, et à ramener l'appétit avec la santé.

Pendant ce temps, la plaie du gros orteil, pansée avec le quinquina, était restée stationnaire, les bourgeons en étaient plats, peu vermeils et fournissaient un pus rare.

Dès-lors l'alimentation fut successivement portée jusqu'à la demie, avec vin de quinquina et tisane amère, et les plaies de la jambe, comme celle de l'orteil, marchèrent rapidement à la cicatrisation.

Le blessé mangeait enfin les trois quarts et se préparait à sortir, lorsque dans les premiers jours de mars, il fut pris de diarrhée compliquant une fièvre intermittente ; les lavements et le sulfate de quinine triomphèrent de ces derniers accidents ; la santé se rétablit définitivement et le malade put sortir guéri de l'hôpital.

Comme on le voit, chez celui-ci, la gangrène fut légère et ne joua par elle-même qu'un rôle secondaire ; mais ce qui rend cette observation intéressante, ce sont l'angéioleucite suppurante et le phlegmon qui vinrent compromettre la vie, et prouver une fois de plus le danger des amputations sur des membres qui, malgré leur apparence de sanité, renferment encore les germes gangréneux qu'y a laissés la congélation.

SEPTIÈME OBSERVATION.

Congélation des pieds et des mains; gangrène limitée aux gros orteils; amputations tardives; guérison entravée par la pourriture d'hôpital.

G...., caporal au 61.ᵉ, entré à l'hôpital, le 9 janvier, avec les mains et les pieds privés de mouvement et de sensibilité, offre une teinte bleuâtre de ces parties et des excoriations provenant de la déchirure des phlyctènes. Les doigts sont collés entr'eux, les tissus sont ramollis et laissent suinter un ichor fétide. Les membres sont gorgés de fluides jusqu'aux extrémités; l'adynamie est très-prononcée. Demie, vin, tisane amère, vin de quinquina, lotions chlorurées, frictions avec l'huile camphrée et la flanelle.

Au bout de quelques jours, des fourmillements indiquent le retour de la sensibilité; le suintement cesse, l'épiderme se dessèche, s'exfolie bientôt, et les mains ne tardent pas à recouvrer leur souplesse et leurs usages.

Il en est de même des pieds, à l'exception des gros orteils, qui sont frappés de mort.

Cependant l'inflammation locale limite la gangrène, et l'ulcération commence à tracer son sillon entre les tissus vivants et ceux qu'elle doit éliminer. Quand ce travail est assez avancé, je pratique la désarticulation métatarso-phalangienne au gros orteil droit et inter-phalangienne au gauche.

Les forces du malade se relèvent sensiblement sous l'influence du traitement et du régime. Les plaies, pansées avec le styrax, offrent des bourgeons vermeils et donnent un pus de bonne nature. Le travail réparateur marche avec lenteur, comme toujours, mais on a lieu d'espérer une guérison prochaine.

On était arrivé en février, à l'époque où les plaies de nos blessés étaient en pleine suppuration. Aucune modification ap-

parenté n'était appréciable dans les circonstances locales envi-
ronnantes, et cependant beaucoup de plaies se couvraient d'une
couche grisâtre d'où s'écoulait un pus séreux et fétide. Les cicatrices elles-mêmes disparaissaient sous des eschares molles de
pourriture d'hôpital. On pouvait en redouter les plus désastreux
ravages; car l'appétit se perdait, l'alimentation était difficile à
soutenir, et ces changements s'accompagnaient d'un mouvement
fébrile.

Plusieurs fois les plaies de G.... s'ulcérèrent et prirent ces
fâcheux caractères, cependant à un degré modéré.

L'alimentation, quoique réduite, était tenue dans des proportions compatibles avec les forces digestives qui n'étaient jamais
complètement détruites, malgré les saburres qui recouvraient
la langue. Les diarrhées concomitantes cédaient à quelques lavements de ratanhia. Le quinquina en potions et en vin était pris
àl'intérieur.

Les lotions chlorurées, les cautérisations avec le nitrate d'argent, les pansements avec la poudre de quinquina où de charbon, et les compresses fréquemment imbibées de la décoction
tonique faisaient disparaître l'enduit grisâtre, rendait aux bourgeons leur vigueur et leur couleur vermeille, à la suppuration,
sa consistance crêmeuse et homogène, et la cicatrisation reprenait ses progrès concentriques.

Cependant la nécessité de réduire l'alimentation et de garder
le lit entretenait l'anémie et s'opposait au rétablissement de la
constitution. L'atmosphère gangréneuse des salles y contribuait
certainement pour beaucoup. Aussi le travail réparateur, si lent
en général, le fût-il bien plus encore chez un certain nombre
de blessés.

Chez G...., après avoir rétabli l'activité des plaies et fait disparaître tous les symptômes généraux, on revenait aux moyens
capables de soutenir l'organisme en combattant la faiblesse.
Parmi ces moyens, l'iodure de potassium et les ferrugineux
nous rendirent des services.

Cependant les bourgeons, malgré leur apparente vivacité,

manquaient de vigueur; car leur exubérance formait une sorte de chou-fleur boursoufflé, qu'il fallait réprimer avec le nitrate d'argent.

Au 20 mars, il ne restait plus qu'un point central insignifiant, dont la cicatrisation devait bientôt compléter la guérison. Le blessé se levait et s'exerçait à marcher; il mangeait fort bien les trois quarts.

Ici, comme chez tous les autres congelés, les fourmillements des pieds, les démangeaisons et les douleurs des surfaces suppurantes avaient tourmenté souvent G..., dont le caractère s'était toujours montré triste, chagrin et pusillanime.

Après mon départ, il y eut encore une nouvelle exulcération de la cicatrice; mais elle fut légère, et, dans les premiers jours d'avril, la guérison s'était enfin confirmée.

On voit combien quelques gangrènes, en apparence peu graves, se montrèrent rebelles; mais il faut remarquer que dans ces cas, la congélation avait été assez forte pour causer dans l'organisme un ébranlement profond.

HUITIÈME OBSERVATION.

Congélation; gangrène limitée de plusieurs phalanges des orteils; désarticulation de ces phalanges; nouvelle amputation pour obtenir un moignon plus régulier; phlegmon diffus.

L..., du 64e, arrivé le 9, dans les mêmes conditions que le précédent, est soumis au même traitement. La vie se rétablit partout; mais tous les orteils restèrent longtemps privés de sensibilité et de mouvement et furent, à des degrés divers, frappés de gangrène. Alors ils noircirent, se desséchèrent, et l'ulcération éliminatoire s'établit lentement. Au pied gauche, je désarticulai la phalangette du gros orteil, et les secondes phalanges des autres orteils; au pied droit, je n'enlevai que des phalangettes des premier et deuxième orteils.

J'aurais pu amputer le pied gauche dans l'articulation métatarso-phalangienne et avoir des lambeaux suffisants pour recouvrir les métatarsiens. Mais je savais que je n'obtiendrais pas
une réunion immédiate et sans suppuration, à cause de l'atonie
des parties et de leur engorgement, et que la guérison serait
aussi longue à s'effectuer que par la croissance naturelle des
tissus ulcérés et leur cicatrisation. Il y avait en outre un
immense avantage à conserver au pied le plus de longueur possible. Je suis même fondé à croire, par ce que j'ai vu d'autre
part, que si j'avais agi autrement, la fonte purulente aurait
détruit mes lambeaux et m'aurait mis dans la nécessité de reporter le couteau au-delà des métatarsiens; c'est ce qui est arrivé
pour le commandant H...

La constitution du blessé, quoique fortement affaiblie, se
maintint constamment dans un état assez satisfaisant de régé-
nération. L'alimentation portée aux trois quarts fut toujours
bien soutenue ainsi que le vin de quinquina, et aucun accident
ne vint entraver la marche lente de la cicatrisation. Il fallut
seulement réprimer l'exubérance des bourgeons qui s'étalaient
en forme de chou-fleurs boursoufflés.

Cet état des bourgeons loin d'être dû à leur trop grande vigueur, tenait à une débilité particulière, à un manque de tonicité
que la cautérisation ranimait.

Au 20 mars, la cicatrisation était depuis longtemps achevée et
la guérison pouvait être considérée comme complète, puisque le
blessé s'exerçait à marcher et voyait de jour en jour renaître ses
forces; mais mon successeur crut devoir enlever les premières
phalanges que j'avais respectées au pied gauche et qui n'avaient
pas recouvré leur mobilité. Par suite, il se déclara à la jambe
un phlegmon diffus accompagné d'accidents généraux et l'existence du malade était gravement compromise, quand j'eus occasion de le visiter dans les premiers jours d'avril.

Ceci fait voir qu'il est préférable d'accepter les réparations un
peu difformes de la nature que d'y substituer celles de la chirurgie opérante.

NEUVIÈME OBSERVATION.

Congélation : gangrènes de plusieurs phalanges des orteils ; ablation des parties mortifiées ; divers accidents ; cicatrisation presque complète ; désarticulation des orteils déformés ; nouveaux accidents funestes.

M... du 3.me bataillon d'Afrique, entré le 9 janvier, après cinq jours de souffrances dans les douars, quoique d'une constitution vigoureuse, avait ressenti une atteinte très-forte de l'action prolongée du froid.

Il fut mis à la demie avec vin de quinquina et tisane diaphorétique ; on lui fit aux pieds les frictions ordinaires que l'on alterna avec des cataplasmes rendus toniques par la décoction de quinquina ; huile camphrée aux mains.

Il fallut bientôt réduire l'alimentation qui n'était pas supportée et cependant, l'état anémique du malade réclamait une prompte restauration. Du reste, rien n'indiquait dans les voies digestives d'autre altération qu'une débilité profonde.

Les mains congélées, sèches et en apparence sphacélées, ne recouvrèrent que difficilement leurs fonctions ; elles furent longtemps roides et de petites eschares à la pulpe des doigts furent éliminées en même-temps que l'exfoliation eut lieu.

Les pieds, insensibles, roides, racornis, étaient encore plus menacés de gangrène. Les jambes, déjà œdémateuses, s'empâtèrent davantage. Dans les premiers jours, la peau était livide, couverte d'ecchymoses, etc. En un mot, on avait tout lieu de craindre un envahissement de la gangrène.

Fallait-il priver ce malheureux de ses deux membres ? Je ne le crois pas ; et, dans l'état d'hyposthénie où il se trouvait, la mort eût suivi de près une pareille mutilation. En insistant sur les toniques et soutenant autant que possible l'alimentation qui était bien tolérée, au quart d'aliments et demie de vin, on parvint à rappeler la vie aux extrémités, qui perdirent leur roideur, leur dureté et recouvrèrent la chaleur normale.

Les forces du malade se relevaient un peu, la gangrène était refoulée aux orteils qui, encore, ne furent pas tous perdus.

Il y avait quinze jours que M... était à l'hôpital et les orteils sphacélés commençaient à s'entourer d'un cercle rougeâtre qui s'ulcéra bientôt et sépara les parties racornies par la mortification.

Au pied droit, trois orteils restèrent privés de vie ; je les enlevai successivement, le premier et le second dans l'article métatarso-phalangien, le troisième ne perdit que sa phalangette. Au pied gauche, le gros orteil fut amputé à l'articulation métatarso-phalangienne et la phalangette du deuxième fut enlevée.

Les autres orteils se couvrirent de phlyctènes sous lesquelles se formèrent des ulcérations ou un suintement fétide ; ils conservèrent leur rigidité, et n'eurent plus d'autre utilité que d'allonger la base de sustentation.

Il paraissait préférable, en apparence, d'enlever d'un seul coup tous les orteils : les plaies eussent été plus uniformes; mais la gangrène avait été lente à se limiter, l'inflammation éliminatoire n'était pas franche, les tissus étaient gorgés de sérosité et dans la plus grande atonie. Il avait fallu favoriser et activer l'ulcération par les lotions chlorurées et les applications de quinquina. L'état d'hyposthénie du blessé ne permettait donc pas d'aller plus loin que le simple enlèvement des orteils gangrénés ; car, après l'amputation générale des orteils, si on l'eût faite, la gangrène se serait invinciblement emparée du pied et il aurait fallu amputer plus haut. Je me bornai donc, comme je l'ai dit, à l'amputation des gros orteils, dans la limite de l'ulcération, et j'enlevai aux autres ce qui devait tomber, c'est-à-dire, que je me contentai de précipiter le travail de la nature et que j'enlevai des organes dont la putrescence pouvait être nuisible.

Tenter des opérations plus graves, c'eût été tout compromettre.

Le bourgeonnement des plaies s'établit avec peine, la suppuration fut abondante, les lotions de chlore et de quinquina, les applications de styrax développèrent cependant la vitalité.

Les surfaces suppurantes avaient pris un bon aspect, les ulcérations des orteils respectés se cicatrisaient, les forces revenaient peu à peu avec l'appétit. Le pouls, faible et dépressible, commençait à se relever ; l'alimentation, qu'il avait fallu réduire à la soupe, était successivement portée à la demie ; tout promettait une guérison prochaine, et nous étions arrivés au milieu de février.

Tout-à-coup les bourgeons s'affaissent, perdent leur couleur vermeille, se couvrent de taches grisâtres ; la suppuration devient rare, de mauvaise nature et fétide ; la fièvre s'allume, l'appétit se perd, la langue se couvre d'un enduit blanc, sans rougeur sensible à son limbe ; une diarrhée séro-muqueuse se déclare avec une odeur particulière ; le pouls est petit et fréquent.

Potage maigre, eau gommeuse, potion de quinquina, lavement avec la décoction de ratanhia.

Les plaies sont pansées avec la poudre de charbon, celle de quinquina et sa décoction, lotionnées avec le chlore, cautérisées avec la pierre infernale.

Les accidents persistent, la diarrhée devient plus fatiguante, les surfaces suppurantes exhalent une odeur très-fétide.

Eau gommeuse, potion de quinquina, potion chlorurée, décoction blanche opiacée le soir, lavements amidonés opiacés alternativement avec ceux de ratanhia. Même pansement.

Après quelques jours de ce traitement, les plaques grisâtres disparaissent, la suppuration se rétablit plus abondante, mieux liée et perd sa fétidité ; la fièvre tombe, la langue se nettoie, la prostration est moins grande ; mais l'appétit ne se réveille qu'incomplet et capricieux ; il faut varier chaque jour les aliments, pour qu'ils soient pris et digérés.

Au pied gauche les accidents, un instant calmés, reparaissent avec un peu de fièvre, mais avec moins de gravité que la première fois, et l'on parvient promptement à les faire disparaître.

Dans les premiers jours de mars, le blessé est dans un état d'épuisement extrême. On lui donne l'iodure de potassium, mais la diarrhée reparaît et il faut le suspendre. Le sous-carbonate de fer en pilules agit plus efficacement.

Enfin ce n'est qu'à force de soins minutieux que les plaies sont entretenues dans un bon état, et que, par l'emploi varié des toniques, dans les mesures le plus en rapport avec les conditions journalières du malade, que sa constitution épuisée se relève peu à peu

La diarrhée ne se montre plus, les plaies des gros orteils offrent les plus belles apparences et marchent sans encombre à leur complète cicatrisation. L'appétit revient et la demie est facilement digérée ; le malade se met facilement sur son siége, voit avec plaisir qu'il pourra bientôt se servir de ses pieds, et se livre aux espérances d'une guérison prochaine.

En effet, au 20 mars, quelques points seuls restent à cicatricer ; mais les orteils respectés sont déformés et ont perdu leur flexibilité ; l'extrémité des pieds est irrégulière et privée de mouvement, mais la station a peu perdu de sa base, et, malgré les accidents graves qui sont venus entraver et compromettre le succès de la guérison, l'état général du malade est meilleur qu'il n'a jamais été.

Profitant de ces circonstances, mon successeur croit devoir régulariser les orteils, en enlevant quelques phalanges. En cela faisant, l'organisme encore affaibli eut à dépenser une nouvelle somme de force et de vitalité, et avec les dangers reparurent les accidents. Les cicatrices se couvrirent de nouveaux ulcères grisâtres et fétides ; la fièvre se ralluma et la constitution fut encore bouleversée par ces réminiscences de pourriture.

Quand je le revis en passant, une quinzaine de jours après avoir quitté le service, le malheureux M...., à qui j'avais voué un attachement proportionnel à ses souffrances, et qui en était reconnaissant, se voyait *in extremis*, et ses lèvres mourantes eurent à peine la force de me dire : « M. le major, vous m'aviez laissé si bien....! je ne vous reverrai plus ! »

DIXIÈME OBSERVATION.

Congélation; gangrène des orteils; arrêt du travail éliminateur par une pneumonie; ablation des parties mortifiées; gangrène consécutive de la peau des talons; guérison; nouvelle amputation pour régulariser les pieds.

Voici quelques cas où des maladies intercurrentes arrêtèrent la marche du travail réparateur de la gangrène jusqu'après leur guérison. Par la somme de débilitation qu'elles ajoutèrent à l'hyposthénie due à la congélation, la mortification s'empara de parties qu'elle eût respectées sans cette fâcheuse intervention. Néanmoins, ces complications, qui amenaient l'indication locale d'amputer, portaient en elles une contre-indication dans l'état général, ce qui amena une temporisation salutaire.

D...., du 43.ᵉ, jeune soldat nouvellement arrivé en Afrique, est entré le 9 janvier à l'hôpital, après avoir séjourné depuis le 4 sous les tentes arabes.

Les mains et les pieds sont dans un état de roideur et d'insensibilité complète; les phlyctènes déchirées laissent à nu un corps muqueux grisâtre, d'où suinte une sérosité fétide; les jambes sont œdémateuses; l'état général ne présente qu'une grande prostration.

Les moyens ordinaires et le quart d'aliments ramènent la sensibilité et la chaleur aux extrémités; les mains en sont quittes pour quelques ulcérations et le renouvellement de l'épiderme; mais aux pieds les orteils sont en partie frappés de mort; ils se racornissent et deviennent durs comme du bois sec, sans démarcation encore entre l'eschare et les tissus vivants.

Ces résultats avaient été obtenus en quelques jours, malgré la débilité du malade et une réaction faible et languissante, lorsqu'il se développa subitement une pneumonie du côté droit. Le pouls, de petit et lent, devint développé, dur et fréquent ; le côté droit de la poitrine offrit de la matité dans toute son étendue avec un râle crépitant diffus, crachats spumeux, etc. Diète, tisane pectorale et julep anodin, saignée de 500 grammes.

Le sang offre un caillot contracté, assez dense et recouvert d'une couenne d'un centimètre d'épaisseur ; il baigne dans une sérosité abondante.

Le lendemain, la crépitation est plus sonore et plus générale ; le pouls, moins fréquent, est encore assez élevé. Je me garde bien cependant de revenir à la saignée de peur d'augmenter la prostration d'une manière fâcheuse. J'administre le tartre stibié, dont l'action se fait moins longtemps ressentir sur l'organisme. Six décigrammes d'émétique dans une potion gommeuse sont pris dans la journée par gorgée sans qu'il se déclare de vomissements. La tolérance étant établie, le même médicament est donné pendant cinq jours, en en diminuant successivement la dose.

La fièvre tombe, la respiration se fait de plus en plus librement, le râle crépitant devient sous-crépitant et disparaît successivement ; la poitrine a repris sa sonorité et le poumon devient perméable. La convalescence fut longue, cependant la santé se rétablit peu à peu et les aliments furent portés successivement jusqu'à la demie, avec vin de quinquina.

Nous étions aux derniers jours de janvier et, depuis quinze jours, les mains et les pieds n'avaient subi aucune modification quoiqu'on y fît des frictions aromatiques et autres. Les progrès s'étaient suspendus avec l'apparition de la pneumonie ; il était impossible de dire où s'arrêteraient les désordres, car la vie restait inerte

Dès-lors les mains, qui avaient conservé leur roideur, subirent l'exfoliation et reprirent de la souplesse ; mais les jambes et les pieds restaient engorgés et ces derniers ne jouissaient que d'une sensibilité obtuse ; aucun cercle inflammatoire ne limitait la gangrène et les orteils sphacélés, réduits de plus en plus, ressemblaient à de petits charbons de bois, séparés des pieds par un sillon qui n'éprouvait aucun changement.

Cependant aucune autre partie ne paraissait atteinte de gangrène ; l'état général du malade s'était considérablement amélioré et dès-lors l'inflammation et l'ulcération éliminatoire avaient fini par détacher les parties mortifiées que j'enlevai avec le bistouri.

Au pied gauche, la gangrène, plus limitée, s'était bornée aux phalangettes que je désarticulai l'une après l'autre. Au pied droit, j'amputai le premier et le second orteil dans l'articulation métatarso-phalangienne, les autres dans l'articulation phalango-phalangienne.

On voit qu'en définitive les pertes se réduisaient encore à peu de chose et qu'il eût été fâcheux et déraisonnable de risquer les chances plus graves de l'amputation au lieu d'élection, malgré l'atonie des pieds et même à cause de cette atonie et surtout des résultats toujours fâcheux d'une pareille mutilation, même couronnée de succès.

Aucun chirurgien n'en eût eu la pensée et cependant on va voir que plus tard on pouvait regretter un instant cette réserve et se croire obligé d'opérer alors, si la confiance dans les moyens et la temporisation n'avaient enfin sauvé les membres du blessé.

Les lambeaux sont rapprochés et pansés avec le styrax et la décoction de quinquina pour en exciter la vitalité. La suppuration est abondante et la cicatrisation commence à se faire avec lenteur.

Depuis la disparition de la pneumonie, un régime alimentaire réparateur et les toniques n'avaient pas cessé de réveiller peu à peu l'action vitale et d'activer la guérison, qui paraissait prochaine. vers la fin de février. Mais alors cette activité organique, qui se concentre vers les pieds et qui s'y traduit par une sensibilité exagérée de fourmillements et de démangeaisons, une plus grande fermeté des tissus, une chaleur plus marquée à la peau, amène un résultat inattendu.

Les talons, couverts d'un épiderme épais, étrangers jusque-là à toute lésion apparente, mais servant depuis longtemps de point d'appui aux pieds dans un décubitus presque constamment dorsal, brunissent et sont subitement entourés d'une auréole inflammatoire qui ne tarde pas à s'ulcérer. Une suppuration abondante s'y établit, et bientôt des eschares profondes se détachent et mettent les calcanéums à découvert.

Les pansements avec la décoction et la poudre de quinquina, les lotions chlorurées, le styrax, favorisent un bourgeonnement abondant des parties ulcérées. La constitution générale qui, malgré ces accidents, se maintient bonne et se fortifie, aide beaucoup au travail réparateur. Une nouvelle couche celluleuse reforme les talons et une cicatrice solide les recouvre.

Au 15 mars, la guérison est achevée et le blessé commence à s'exercer à la marche; il reprend chaque jour plus de forces et digère bien les trois quarts. Les phalanges respectées sont couvertes de bonnes cicatrices, mais n'ont plus d'autre fonction que d'allonger la base de sustentation. Je pars le 20 et, quelques jours plus tard, le blessé est remis au lit pour subir l'ablation de ces phalanges. La santé générale s'affaiblit et s'altère de nouveau, et il est condamné à supporter encore toutes les chances périlleuses d'une nouvelle guérison.

ONZIÈME OBSERVATION.

Congélation générale très-intense; gangrène des orteils; puis des talons; adynamie persistante; divers accidents.

H...., du 61.ᵉ, est arrivé à l'hôpital le 4 janvier, porté en cacolet; il avait un coup de feu aux lombes, sans pénétration dans l'abdomen. On conçoit les souffrances de ce malheureux, exposé passivement, pendant trente-six heures, à un refroidissement considérable; aussi est-il arrivé dans un état déplorable. Il était presque sans vie; quelques rares et faibles expansions de la poitrine indiquaient seules qu'elle existait encore au voisinage du cœur.

L'asphyxie était donc imminente, si on ne parvenait promptement à ranimer le cours du sang prêt à se congeler jusque dans son centre impulseur. On fit des frictions avec la neige, puis avec un alcoolé aromatique et avec la laine, dont on enveloppa ensuite le malade, après lui avoir fait ingérer une potion cordiale et tonique.

Le lendemain, la réaction s'était opérée ; on put donner quelques aliments, du vin de quinquina et une boisson diaphorétique. Les extrémités roides, livides et insensibles furent frictionnées avec l'huile camphrée et la flanelle dont on continua l'usage.

Ces moyens ranimèrent les forces du malade et ramenèrent la chaleur et la circulation jusque dans les pieds et les mains. Les premiers restèrent encore longtemps roides et insensibles ; mais les dernières en furent quittes pour quelques ulcérations et l'exfoliation épidermique.

Cependant l'état général s'améliorait, et l'alimentation put être portée successivement jusqu'à la demie ; l'œdème des jambes, d'abord considérable, disparaissait à mesure que la circulation s'y faisait plus librement ; la peau reprenait sa couleur normale, les fourmillements des pieds annonçaient qu'ils ne seraient pas complètement frappés de gangrène, et qu'on pourrait sauver les membres tout d'abord condamnés.

En effet, la réaction s'étendit jusqu'aux orteils, qui furent seuls frappés de gangrène. Une inflammation assez vive, mais suffisamment modérée par des cataplasmes, s'y développa ; les parties s'ulcérèrent, et les tissus ramollis, noirs et putréfiés se détachèrent.

L'amputation générale des orteils paraissait indiquée, mais les tissus voisins, gorgés de fluides, ne jouissaient pas d'assez de vitalité pour fournir des bourgeons de bonne nature ; la constitution n'était pas encore assez forte pour supporter cette opération, et la plaie des lombes, suppurant abondamment, entretenait l'adynamie.

Je me bornai donc à enlever successivement les portions d'orteils sphacélés, et je respectai les premières phalanges, dont les tissus ulcérés ne recouvraient pas entièrement la tête des os, attendant un moment favorable pour les supprimer.

La suppuration, quoique louable, fournie par les plaies des pieds et celle des lombes, devint si abondante que, malgré une alimentation réparatrice, le vin et les potions de quinquina, les pansements avec les poudres toniques et absorbantes, etc., ces pertes considérables amenaient un amaigrissement progressif. C'est que l'ulcération éliminatoire, d'abord circonscrite, s'était largement étendue au-delà de la base des orteils; ce qui justifiait bien mes craintes à l'égard des résultats probables d'une opération sanglante.

Bientôt l'appétit s'affaiblit et la demie devint superflue; il fallut réduire au quart de portion. Le décubitus étant constamment dorsal, le sacrum s'était excorié et les talons, constamment appuyés sur le lit, ne jouissant que d'une vitalité obscure, avaient pris une teinte livide et s'étaient ensuite entourés d'un cercle ulcératif qui avait bientôt détaché une eschare large et profonde, malgré tous les moyens de pansement et les diverses positions qui avaient été mis en usage.

On voit que d'obstacles l'asthénie générale apportait à la guérison de petites plaies naturelles, et combien eussent été graves de grandes opérations, à part ce résultat fâcheux de supprimer des membres que l'on pouvait espérer conserver, et qui le furent, en effet, chez le plus grand nombre des congelés.

Cependant, à force de soins dans le choix des aliments et l'administration des agents toniques capables de soutenir l'organisme, dans l'emploi du chlore, du quinquina, du styrax, etc., pour les pansements, dans la position des parties malades la plus propre à les protéger contre toutes les causes nuisibles, les ulcérations des pieds se cicatrisèrent, la nécrose s'empara des extrémités des premières phalanges; il suffit d'enlever ces têtes osseuses avec des pinces, et bientôt le tout fut recouvert d'une bonne cicatrice.

Les eschares des talons venaient de tomber en laissant l'extrémité postérieure des calcanéums à découvert, et, quoique les plaies y fussent vermeilles, les bourgeons vivaces, la suppuration abondante, le nouveau travail réparateur, joint à ces nouvelles pertes, venait fâcheusement compliquer et entretenir l'état déjà si débile du malade.

Il y avait plus d'un mois que nous luttions contre l'élément morbifique qui semblait couler dans les veines du blessé, et jusque-là, malgré sa maigreur et sa faiblesse extrême, il n'y avait pas eu de troubles généraux, les fonctions s'étaient toujours accomplies quoiqu'avec peine et langueur.

Nous arrivions vers le milieu de février, époque où les exhalaisons gangréneuses amenèrent des accidents critiques chez un certain nombre de congelés. Alors, sans qu'aucune modification fâcheuse survînt dans les plaies qui suppuraient toujours beaucoup, ainsi que celles des lombes et du sacrum, une fièvre hectique s'empare du malade. Mouvement fébrile dans la journée ; sueurs nocturnes abondantes, coloration des pommettes, diarrhée, perte d'appétit, etc.

Le sulfate de quinine dans l'apyréxie, les potions de quinquina, le sous-carbonate de fer en pilules, les potions calmantes le soir, les lavements laudanisés pour la nuit, de ratanhia le matin, chacun administré en son temps et suivant les circonstances, finirent par conjurer les accidents.

Il était urgent de soutenir les forces et de combattre l'adynamie de plus en plus prononcée par tous les moyens fortifiants; aussi, profitait-on de toutes les occasions favorables pour administrer quelques potages réparateurs. Il y eut quelques jours de repos et d'amélioration, auxquels succédèrent les retours de la fièvre de consomption. Enfin, après des alternatives de mieux et de recrudescence qui durèrent plus de quinze jours, la fièvre parut tombée définitivement, et les forces tendirent à se relever avec la santé.

Pendant ce temps, les talons étaient tombés en pourriture; les extrémités dénudées des calcaneums s'étaient nécrosées et avaient laissé d'horribles plaies. Si l'état général du malade l'eût permis, je n'aurais pas hésité à sacrifier complètement les deux membres, en amputant au lieu d'élection, pour lui conserver la vie et lui épargner des souffrances interminables. Mais on a vu que dans le principe rien n'autorisait un pareil sacrifice, et maintenant, on était forcément réduit à attendre, sans espérances légitimes, de ramener le malade dans de bonnes conditions.

Néanmoins, à l'aide de tous les soins et du traitement dont j'ai parlé, en enlevant les portions nécrosées des calcanéums, en rapprochant autant que possible les parties ulcérées, en pansant avec le chlore, le quinquina, le styrax, etc., le fond des plaies s'était rempli de bourgeons vivaces et la cicatrisation avait recouvert de sa membrane inodulaire une sorte de petit matelas celluleux qui remplaçait les talons.

Ainsi, malgré tant d'éléments destructeurs, arrivé au milieu de mars, la fièvre hectique et son cortége avaient disparu sans retour depuis une dizaine de jours, l'appétit revenait et les forces tendaient à se relever; les pieds, presqu'entièrement cicatrisés, quoique privés d'orteils et de talons, étaient conservés à la marche; les eschares du sacrum étaient tombées et la plaie fermée; il ne restait que la plaie des lombes qui entrait en voie de guérison, mais qui suppurait toujours. Aussi, eu égard à l'état antérieur, malgré la maigreur et la faiblesse extrèmes du blessé, celle-ci était alors dans de meilleures conditions que jamais, et il était permis d'espérer le relever entièrement à force de soins assidus; mais après mon départ, il paraît que la fièvre hectique s'empara de nouveau de sa proie pour ne plus la lâcher.

DOUZIÈME OBSERVATION.

Congélation ; gangrène du pied gauche, avec œdème de la jambe; temporisation ; amputation au lieu d'élection le 22.ᵉ jour. Guérison.

Al..., du 61.ᵉ, arrivé le 9, est dans un état hyposthénique prononcé, les mains sont privées de sentiment et de motilité ; mais après quelques jours de frictions avec l'huile camphrée, elles s'exfolient et recouvrent leurs mouvements.

Les pieds sont congelés au troisième degré et paraissent frappés de sphacèle ; ils sont livides et couverts du côté des orteils de phlyctènes qui fournissent une sérosité noirâtre et putride. Les jambes, fortement gorgées de fluides, conservent profondément l'empreinte des doigts.

Cependant, malgré la faiblesse, l'état général est satisfaisant, les fonctions se font régulièrement ; l'appétit est bon et les trois quarts d'aliments sont bien digérés ; tisane diaphorétique, vin de quinquina, frictions avec l'huile camphrée et la flanelle, dont on laisse les pieds entourés.

Amputer alors c'était s'exposer à un cruel mécompte et à une mutilation inutile. Bientôt en effet la circulation se rétablit, l'œdème des jambes diminue, la souplesse et la sensibilité reviennent avec la chaleur et la vie jusque dans les pieds qui restent cependant fortement gonflés de sérosité. Néanmoins l'inflammation ulcérative se développe et limite la gangrène à la partie moyenne des orteils pour le pied droit, des métatarsiens pour le gauche. Cette inflammation menace de s'étendre et il faut la calmer par des applications émollientes ; mais, au pied gauche, l'ulcération creuse profondément les parties et poursuit rapidement son travail d'élimination. La suppuration est abondante et les lotions chlorurées deviennent utiles pour com-

battre l'odeur putride qui s'exhale des tissus profondément gan-
grenés.

Au pied droit, l'inflammation tombe avant que l'ulcération
ne soit bien formée et les orteils sphacélés se racornissent et
restent dans cet état pendant tout le temps que la nature concentre toutes ses forces sur le pied gauche.

Ici, en effet, il règne une activité extraordinaire et on se
demande, en voyant les orteils séparés à leur base par l'ulcération, s'il faut les emporter ou amputer à la base des métatarsiens. Il était évident que l'opération faite à l'articulation
métatarso-phalangienne serait insuffisante ; mais les tissus sont
encore trop engorgés et l'inflammation est encore assez vive
pour que l'amputation, pratiquée à l'articulation tarso-métatarsienne (amputation de Lisfranc), soit suivie d'un fâcheux résultat.
On ne pouvait que recourir à l'amputation au lieu d'élection et
l'œdème de la jambe n'était pas encore assez réduit pour qu'à
cette hauteur les muscles blafards et gorgés de sérosité ne se
trouvassent dans de mauvaises conditions pour leur réunion.
Il se serait établi au moignon une suppuration abondante qui
aurait disséqué les parties molles et dénudé les os, et il aurait
fallu plus tard recourir à l'amputation de la cuisse, en admettant toutefois que le malade eût résisté. J'adoptai donc les
moyens temporisateurs.

L'ulcération, d'abord limitée aux commissures, s'étendait dans
toutes les directions. Je débarrassai le pied des orteils dont la
putréfaction ne pouvait qu'être nuisible. De son côté, l'inflammation des parties molles tendait à s'accroître et prenait un
caractère phlegmoneux.

L'état du malade commençait à s'altérer ; il avait de la fièvre,
une petite toux, des sueurs nocturnes abondantes ; l'appétit se
perdait et il avait fallu réduire l'alimentation au quart. Les
préparations de quinquina furent continuées et je pratiquai deux
profondes incisions parallèles à la face dorsale du pied. Il s'en
écoula une quantité notable de sérosité trouble et purulente, et
il s'échappa grand nombre de bulles de gaz fétides. Ces acci-

dents, en définitive, n'étaient que le résultat de l'atteinte profonde de la congélation et de la mortification du tissu cellulaire.

Le chlore, le quinquina et les cataplasmes firent pendant plusieurs jours les frais du pansement; dès-lors, l'inflammation locale disparut, les incisions s'ulcérèrent et la suppuration abondante entraîna tous les débris mortifiés. Le travail ulcératif, s'étendant de plus en plus, les métatarsiens furent promptement dénudés et les os du tarse n'étaient plus recouverts que de lambeaux qui ne leur étaient pas adhérens. Les cataplasmes furent supprimés et les pansements faits avec le chlore et le quinquina.

Les tissus étaient enfin dégorgés et paraissaient sains; la jambe, souvent frictionnée avec des alcools aromatiques, n'était plus œdémateuse et n'avait jamais été si voisine de l'état normal; les chairs en étaient encore un peu flasques, mais cela devait être aussi longtemps qu'il y aurait un pied en suppuration.

Ces modifications heureuses ne s'étaient pas opérées sans que l'état général ne s'amendât considérablement. La fièvre avait disparu, l'appétit s'était relevé, et on avait pu rétablir le régime primitif; mais une rechute était imminente.

Dans ces conditions avantageuses, il ne fallait pas attendre l'apparition de nouveaux accidents. Nous étions au 22 janvier, l'amputation fut proposée et acceptée. Je la pratiquai immédiatement au lieu d'élection, non sans de graves motifs; car, en admettant comme prouvés les avantages de l'amputation de Chopart ou de la désarticulation tibio-tarsienne sur celle au lieu d'élection, je n'aurais eu que des lambeaux insuffisants et ulcérés dans la première, pour une surface osseuse bien autrement large et importante que les extrémités des phalanges. Cet inconvénient se représentait en partie pour la seconde, et il est douteux que les tissus si voisins des parties gangrénées, et encore un peu gorgés de fluides, se soient cicatrisés sans une suppuration abondante qui aurait compromis le succès de l'opération; quand je dis douteux, je devrais dire qu'il en eût certainement été ainsi; car il fallait conserver des lambeaux ulcérés.

Mon choix était donc parfaitement légitimé; et encore, au

tiers supérieur de la jambe, j'eus beaucoup de peine à obtenir une réunion par première intention ; car j'avais trouvé les muscles flasques, d'un rouge obscur, et le tissu cellulaire encore un peu imbibé de sérosité.

La santé du blessé se releva promptement ; il mangeait avec voracité et digérait avec énergie, et, au commencement de mars, il avait acquis un véritable embonpoint. Cependant, la cicatrice du moignon achevait seulement alors de se consolider. C'est que dans le courant de février, il s'était formé plusieurs abcès dont il avait fallu tempérer l'inflammation par des cataplasmes, et évacuer le pus par des ponctions.

Pendant ce temps, le pied droit était resté tout-à-fait stationnaire, et ce n'est que vers le milieu de février, alors que le membre amputé pouvait se passer d'une partie de l'énergie vitale, et que l'organisme avait recouvré sa puissance, que le gros orteil et le second s'ulcérèrent à la base des phalangettes, et qu'il fut permis d'enlever ces dernières.

Ces deux petites plaies se cicatrisèrent promptement, et au 20 mars, l'amputé, parfaitement guéri, s'exerçait depuis long-temps à marcher avec une jambe de bois, en attendant son admission aux Invalides.

TREIZIÈME OBSERVATION.

Congélation; tétanos promptement mortel.

Voici maintenant trois cas de congélations légères, qui ne prirent de l'intérêt que par suite du tétanos, dont les malades furent atteints.

M...., du 43.ᵉ, d'un tempérament fort et vigoureux, nouvellement débarqué en Afrique, avait moins souffert que beaucoup de ses camarades ; mais cependant, à la faiblesse générale, il joignait la roideur et l'insensibilité des mains et des pieds. Après quelques frictions avec la neige, à son arrivée le 4, il fut soumis aux frictions avec l'huile camphrée et la flanelle, et put manger la demie.

En quelques jours, l'état général était très-satisfaisant, et il ne restait plus qu'un peu d'engourdissement aux pieds. Cependant il se déclara au gros orteil gauche une gangrène peu étendue dont l'eschare, régulièrement éliminée, laissa à découvert une plaie vermeille, promettant une cicatrisation facile, mais étant le siége de douleurs assez vives.

Le blessé, parfaitement rétabli, mangeait les trois quarts lorsque, sans causes connues, il se plaignit un matin de roideur dans le cou et de difficulté à ouvrir la bouche. Le pouls était petit et fréquent, la face vultueuse, les yeux larmoyants, la pupille contractée, la respiration difficile. Décubitus gauche, roideur générale du corps, incurvation forcée de la tête en arrière, constriction des mâchoires, soif intense.

Il était impossible de ne pas reconnaître à ces symptômes l'invasion du tétanos. Diète, limonade à discrétion, un gramme d'extrait gommeux d'opium en potion, un grand bain à la suite d'une saignée, et une application de six ventouses scarifiées à la région cervicale postérieure.

Dans l'après-midi, les accidents avaient marché bon train, l'opisthotonos s'étendait depuis la nuque jusqu'aux lombes; le trismus complet ne permettait au malade que de recevoir difficilement les boissons qu'il réclamait sans cesse. Il ne pouvait faire aucun mouvement dans son lit, quoiqu'on le sortît seulement du bain. Nouvelle application de ventouses, un lavement purgatif, un gramme d'extrait gommeux d'opium.

La nuit se passe sans sommeil; il n'y eut pas d'évacuations alvines, et le matin le malade, qui n'avait pas un instant perdu la raison, était en proie à une violente agitation morale; il avait une soif inextinguible, l'œsophage ne pouvant plus fonctionner.

Le rachis formait un arc de cercle, le tétanos était si prononcé que les dents craquaient, la céphalalgie était assez vive.

J'introduisis, par les voies nasales, une sonde œsophagienne pour conduire les liquides dans l'estomac. Limonade, deux grammes d'extrait gommeux d'opium dans une potion, quinze moxas le long du rachis, sinapismes aux jambes et lavement purgatif au sortir d'un grand bain de deux heures, contenant une solution de dix grammes d'extrait gommeux d'opium, et trente grammes de camphre.

A deux heures, résolution complète, prostration, coma, inflexion naturelle de la tête en arrière, mais facile à vaincre. Les yeux sont immobiles, les pupilles dilatées, le pouls imperceptible, une sueur visqueuse et froide inonde le malade.

Cet état pouvant faire craindre une intoxication narcotique, frictions sèches avec la flanelle, introduction dans l'estomac d'une forte décoction de café par la sonde œsophagienne.

Pendant cette opération, la mort arrive et l'autopsie nous rassure à l'égard des effets toxiques de l'opium qui, trouvé dans l'estomac, n'a pas été absorbé. L'intestin offrait, de distance en distance, des portions plus ou moins longues, tellement contractées et rétrécies, que l'on put à peine y introduire le petit doigt. Le duodenum et tout le colon descendant étaient dans cet état. Les tuniques n'avaient aucune coloration anormale. Dans la moelle épinière et dans le cerveau, je ne trouvai qu'une injection pointillée très-fine et peu apparente; les méninges contenaient un peu de sérosité, et leurs vaisseaux étaient un peu plus gorgés de sang qu'à l'état normal.

Il est évident que la mort fut due à l'action même de la maladie, et non à une intoxication narcotique.

Dans ce cas de tétanos, la maladie a suivi une marche très-rapidement funeste, malgré l'énergie du traitement. Considérant l'opium comme l'agent curatif le plus puissant dans cette affection, mais voyant que la plupart du temps il échoue, parce que les organes sont privés de leur faculté absorbante, j'ai pensé qu'on ne devait pas craindre d'en donner de fortes doses, dans l'espérance qu'une portion légère serait absorbée, en même temps qu'on favoriserait cette absorption par quelques déplétions sanguines; mais qu'aussi, il ne faut pas négliger les révulsifs les plus puissants du côté du rachis qui, malgré l'absence de toute lésion appréciable, n'est pas moins le siège très-présumable du tétanos.

C'est en agissant d'après ces principes, que j'ai eu le bonheur de guérir les deux malades dont les observations suivent, et qui offrirent des symptômes identiques au début.

QUATORZIÈME OBSERVATION.

Gangrène par congélation; tétanos traité par les opiacés à hautes doses et les révulsifs; guérison.

Ali, indigène endurci depuis l'enfance aux privations et à la fatigue, est entré à l'hôpital le 4, dans un état d'engourdissement et de dépression de forces assez prononcé. Les extrémités étaient insensibles, roides et bleuâtres. On lui fit des frictions avec la neige, puis avec l'huile camphrée, et on lui donna la demie avec vin de cannelle. La circulation ne tarda pas à se rétablir à la périphérie et ramena la sensibilité aux extrémités. Cette sensibilité un peu vive s'élevait jusqu'à la douleur et était accompagnée de fourmillements insupportables.

Les pieds et les mains s'exfolièrent et, bientôt, il ne serait plus resté de traces de congélation, si le gros orteil gauche n'avait été frappé de gangrène. Du reste, celle-ci se limita à l'articulation métatarso-phalangienne, et lorsque l'ulcération éliminatoire fut assez étendue, je pratiquai la désarticulation. La plaie qui en résulta fut de bonne nature ; les bourgeons en étaient vermeils ; la suppuration louable ; et, sous l'influence des lotions chlorurées, des pansements avec le cérat d'abord et le styrax ensuite, du vin de quinquina et d'une bonne alimentation, elle ne tarda pas à marcher vers la cicatrisation. Cependant les fourmillements persistaient et la surface suppurante était très-sensible.

Les choses en étaient là, lorsque dans les premiers jours de janvier, sans que le malade accusât rien de nouveau dans son état, je remarquai une contraction dans les muscles de la face qui lui donnait l'expression du rire sardonique. Le malade répondait bien, mais il faisait voir qu'il éprouvait quelque difficulté à ouvrir la bouche. Il était assis sur son lit et tenait le cou roide. Diète, limonade, grand bain. Le lendemain, le rire sardonique était beaucoup plus prononcé, le tétanos considérable, l'opisthotonos augmentait d'une manière marquée; yeux brillants, injectés, larmoyants, pupille contractée, pouls petit et très-fréquent, soif vive. Saignée de cinq cents grammes, six ventouses scarifiées le long du rachis dorso-cervical, grand bain avec trente grammes de camphre et dix grammes d'extrait gommeux d'opium; lavement purgatif, deux potions avec chacune un gramme d'extrait gommeux d'opium. Le soir, six autres ventouses et un gramme d'opium gommeux.

Le jour suivant le tétanos a encore fait des progrès, le pouls est filiforme et très-fréquent, la respiration difficile, le tétanos et l'opisthotonos sont plus prononcés, la face est plus contractée, on peut à peine ingérer les liquides à l'aide d'un biberon, car l'œsophage ne fonctionne que difficilement; la soif est très-vive, et il n'y a pas eu de garderobe; mais on ne remarque aucun trouble de l'intelligence, quoique la céphalalgie soit assez forte. Diète, dix ventouses scarifiées le long du rachis, vésicatoire à la nuque, bain de camphre et d'opium, quatre grammes d'opium en potions, deux lavements purgatifs, limonade, sinapismes aux jambes, dans les vingt-quatre heures.

C'était le quatrième jour de l'invasion tétanique; point de changement : saignée, dix ventouses, bain de camphre et d'opium, potion purgative, deux grammes d'opium en potion, pansement du vésicatoire avec deux décigrammes d'acétate de morphine. Le soir, quinze moxas le long du rachis, deux grammes d'opium, lavement purgatif. Les médicaments et les boissons sont introduits par une ouverture que laissent entr'elles les mâchoires immobiles, et font entendre un gargouillement en descendant dans l'œsophage.

Le lendemain la maladie est stationnaire ; dix raies de feu le long de l'épine dorsale, nouveau bain camphré opiacé, deux décigrammes d'acétate de morphine sur le vésicatoire, 2,0 d'opium, lavement purgatif. Le soir, autre lavement purgatif, deux grammes d'opium, sinapismes.

Le jour suivant, les symptômes se sont enfin amendés, les contractions tétaniques sont moins prononcées, le pouls est plus perceptible, mais toujours fréquent ; la déglutition est plus facile. Bain camphré opiacé, 20 moxas, sinapismes, 0,20 d'acétate de morphine, trois grammes d'opium dans les vingt-quatre heures.

Il faut, chaque fois, employer la violence pour faire subir au malade ce traitement rigoureux ; aucune évacuation alvine n'a encore eu lieu depuis le début ; une nouvelle potion purgative provoque enfin une garderobe, dont les matières sont petites, pelotonnées et très-dures. On voit qu'elles ont été fortement comprimées dans l'intestin.

Dès-lors, l'amélioration continue insensiblement, le pouls se relève et devient moins fréquent, la roideur tétanique disparait, le tétanos persiste, mais permet quelques mouvements des mâchoires ; il y a toujours du rire sardonique. Pendant plusieurs jours, on donne 3 gr. d'opium, des lavements purgatifs, 0,10 d'acétate de morphine sur le vésicatoire qu'on laisse enfin sécher, et on se contente de la révulsion naturelle de toutes les plaies suppurantes que les eschares des moxas ont laissées.

Enfin les mâchoires n'ont plus qu'un peu de roideur, et maintiennent l'expression sardonique ; mais des potages ont pu être digérés, et l'alimentation est graduellement élevée jusqu'au quart. Limonade, un gramme d'opium. La plaie du pied, restée stationnaire, reprend de l'activité et se cicatrise.

La maladie avait duré quinze jours et paraissait toucher à son déclin, lorsque les accidents tétaniques se réveillèrent avec assez d'intensité. Diète, limonade, trois grammes d'opium, vésicatoire à la nuque à panser, avec 0,20 d'acétate de morphine, bain de camphre et d'opium, 20 moxas, lavement purgatif. Le jour suivant même traitement ; dix raies de feu.

Les accidents se calment et se dissipent ensuite, sous l'influence des révulsifs et des narcotiques, dont les doses sont données graduellement décroissantes, en même temps qu'on revient à l'alimentation.

A la fin de février il ne restait plus aucune trace de tétanos, mais je continuai à donner quelque temps encore 0,50 d'opium. Toutes les plaies se cicatrisèrent et l'alimentation, arrivée à la demie, put être portée aux trois quarts.

Le 8 mars, toutes les plaies du dos ainsi que celle du pied étant parfaitement guéries, la santé générale étant bien rétablie et le blessé demandant à sortir depuis plusieurs jours, je lui donne son exeat.

Il est curieux de résumer le traitement. 70 grammes d'extrait gommeux d'opium et 210 grammes de camphre ont été consommés en bains, 3 grammes d'acétate de morphine ont été appliqués sur les vésicatoires, 55 grammes d'extrait gommeux d'opium ont été ingérés. Il a été fait deux saignées, appliqué 35 ventouses scarifiées, deux vésicatoires, 50 moxas, 20 raies de feu, plusieurs potions purgatives et une dizaine de lavements de même nature ont été administrés.

J'ai rencontré plus tard ce tirailleur indigène à Constantine, il était en parfait état de santé.

QUINZIÈME OBSERVATION.

Gangrène par congélation ; tétanos. — Guérison.

B...., tirailleur indigène, est arrivé le 5 dans des conditions identiques au précédent, seulement il n'eut qu'une gangrène partielle du gros orteil droit, sans perte de phalanges. Il était dans l'état le plus satisfaisant et n'avait plus que peu de temps à attendre la parfaite cicatrisation de l'ulcère que l'eschare avait laissé après sa chute, lorsqu'en février il fut pris du même symptôme tétanique que son compatriote.

Le même traitement lui fut administré en tous points et la maladie suivit absolument les mêmes phases, à cela près qu'au lieu d'une recrudescence du tétanos il y en eut trois, mais chaque fois avec moins d'intensité, les retours avaient lieu aussitôt qu'on se relâchait de la sévérité du traitement et obligeaient à le reprendre dans toute sa rigueur.

Le malade supportait difficilement les bains de camphre et d'opium aussi longtemps que le précédent ; il était promptement pris de sueurs abondantes et la gêne de la respiration s'augmentait. Il était aussi fort rebelle à l'application des moyens violents et, quand son état permettait un peu moins de surveillance, il mettait de la négligence à prendre exactement ses potions opiacées. Je les lui faisais souvent avaler en partie, moi-même.

Enfin, après la troisième rechute, l'attention toute particulière que je mis à faire observer mes prescriptions, me permit de voir disparaître les symptômes tétaniques complètement et sans retour. La santé se rétablit entièrement et le blessé, après avoir demandé plusieurs fois à partir, obtint sa sortie de l'hôpital, le 12 mars.

Mes réflexions sur l'utilité de l'opium à très-hautes doses et les révulsifs se trouvent parfaitement justifiées par ces deux cas de guérison. Un fait bien remarquable entr'autres, dans le tétanos, c'est le défaut presque complet d'absorption qu'amène le spasme général de l'organisme. De là, l'obligation de faciliter cette absorption en diminuant ce spasme général par quelques évacuations sanguines et d'en profiter pour administrer de fortes doses d'opium, dont une portion minime parvient seule par le torrent circulatoire au système encéphalo-rachidien. Les révulsifs viennent ensuite aider l'œuvre curative.

Ces trois dernières observations présentent peu d'intérêt sous le rapport des gangrènes, mais elles prouvent que les lésions les plus légères en apparence sont quelquefois les plus redoutables.

CONCLUSIONS.

Quelle qu'imparfaite que soit cette narration de ma pratique chirurgicale, j'espère qu'on y trouvera les points fondamentaux qui doivent servir de base à l'appréciation des phénomènes morbides de la congélation et aux principes qui doivent diriger le chirurgien dans leur traitement et celui des gangrènes qui en sont la suite. Je terminerai en résumant les uns et les autres dans quelques propositions succinctes.

1.° Le froid, en agissant sur l'économie animale, a pour effet d'amener la mort par arrêt progressif de la circulation des extrémités au centre ; il empêche ainsi l'hématose et par suite de la privation de l'élément incitateur, abolit complétement l'innervation

2.° Quand l'action du froid n'est pas portée jusqu'à l'extinction de la vie, elle a pour effet général de produire une hyposthénie plus on moins considérable, par suite de l'altération que le sang éprouve dans l'imperfection de son hématose, elle frappe d'inertie les organes les plus éloignés du centre de la vie, y arrête la circulation et par suite l'excitabilité et y produit bientôt une asphyxie locale qui peut aller jusqu'à la mortification.

3.° Le plus souvent les signes d'abolition de la vie que revêtent les organes ne sont qu'apparents et peuvent être dissipés. La décomposition putride où la momification des parties sont les vrais caractères de la gangrène confirmée. Ils se déclarent généralement des extrémités vers le centre parce que la force de réaction devient de plus en plus puissante. Quand cette progression apparente de la gangrène se signale par des symptômes précurseurs, ce n'est donc pas toujours un signe certain d'envahissement de la mortification. Il suffit d'activer la réaction pour en reculer les limites.

4.° La gangrène, résultant de la congélation, offre en partie les caractères physiques de celle de la brûlure ; mais elle en diffère totalement par son mode de formation. La première est produite par la stase sanguine dans des tissus inertes; la seconde par un raptus sanguin inflammatoire. La première est accompagnée d'hyposthénie générale; la seconde est menacée d'hypérémies viscérales foudroyantes. Il faut d'un côté un traitement tonique, de l'autre on doit recourir aux antiphlogistiques.

5.º Le traitement général des gangrènes par congélation est exclusivement tonique et réactionnel. Le traitement local est celui de toutes les gangrènes, quand elles ne sont pas étendues.

6.º Quand la mortification est profonde, il faut favoriser son élimination par tous les moyens, et se borner à enlever les eschares à mesure qu'elles sont détachées par l'ulcération, en laissant à la nature le soin de réparer elle-même les désordres.

7.º Il ne faut recourir à l'amputation que quand la mortification est complète, parfaitement limitée, et qu'elle doit amener une déperdition de substance qui rend plus avantageuse la formation d'un moignon en un point choisi. Il faut alors attendre que l'état général et les parties sur lesquelles on doit opérer soient dans des conditions favorables.

8.º Quand il n'y a aucun avantage à amputer près des parties sphacélées, l'amputation a d'autant plus de chances de succès qu'on la pratique en un point plus éloigné. Dans l'autre cas, il faut opérer, autant que possible, dans la limite de l'ulcération éliminatoire, sans tailler dans le vif.

9.º Toutes les plaies saignantes, pratiquées dans le voisinage de la gangrène, se terminent par suppuration et non par réunion immédiate; et cela d'autant plus que la maladie est moins avancée. Toutes les opérations de ce genre ont pour résultat l'obligation de les recommencer bientôt plus loin.

10.º Enfin, la gangrène par congélation étant une gangrène de cause interne, on doit proscrire, de la manière la plus absolue, toute amputation ayant pour but de porter obstacle à un envahissement plus ou moins rapide de la mortification.

Lille. — Imp. de Vanackere.

www.ingramcontent.com/pod-product-compliance
Ingram Content Group UK Ltd.
Pitfield, Milton Keynes, MK11 3LW, UK
UKHW022325070726
13614UKWH00002B/963